ASTHMA
& SPORT

ASTHMA & SPORT

Theoretische Grundlagen und praktische Handlungsanleitungen

Josef Lecheler
Angelika Biberger
Bernhard Pfannebecker

3. verbesserte & ergänzte Auflage

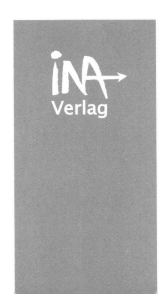

© INA-Verlag Berchtesgaden
Institut für Verhaltensmedizin bei
Neurodermitis und Asthma (INA)
im CJD Asthmazentrum Berchtesgaden
83471 Berchtesgaden
Tel. 0652 6000-0
www.cjd-asthmazentrum.de

ISBN 3-939389-21-8
ISBN 978-3-939389-21-7
1. Auflage 1997
2. Auflage 2001
3. Auflage 2006

Das CJD Asthmazentrum Berchtesgaden ist
eine Einrichtung im Christlichen Jugenddorf-
werk Deutschlands e.V. (CJD), Teckstr. 23,
73061 Ebersbach

Wichtiger Hinweis:
In diesem Buch sind Ursachen und Behand-
lungsmöglichkeiten von Asthma und Anstrengungsasthma erläutert und dargestellt. Soweit
Anwendungen und Dosierungen genannt werden, haben die Autoren größtmögliche Sorgfalt
walten lassen. Dennoch lässt sich dadurch keinesfalls eine ärztliche Behandlung ersetzen.
Der individuelle Therapieplan einschließlich
des Medikamenteneinsatzes kann nur durch
den behandelnden Arzt bestimmt werden.

Bildnachweis:
alle Fotos: Eduard Goßner

Seite 89, Abb. 39: Lecheler, J. et al:
Asthma-Verhaltens-Trainerleitfaden
INA-Verlag Berchtesgaden

Seite 89, Abb. 38: Petermann, F. (Hrsg.):
Asthma und Allergien
Hogrefe-Verlag, Göttingen

Grafik & Satz: Eduard Goßner
Druck: www.crocusprint.eu

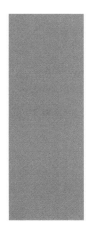

Inhalt

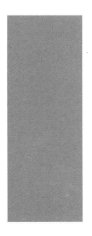

Zur Einführung:
Asthma und Sport

Nancy Hogshead gewann bei den Olympischen Spielen von Los Angeles 1984 drei Goldmedaillen und eine Silbermedaille. Sie war in der besten Form ihres Lebens und fühlte sich topfit. Das letzte Rennen für sie waren 200 m Schmetterling. Auch hier wollte sie eine Goldmedaille holen. Hätte sie es geschafft, wäre sie die Schwimmerin gewesen, die die meisten Schwimm-Medaillen geholt hätte, die je eine Frau bei Olympischen Spielen hätte gewinnen können. Über dieses Rennen schrieb sie später:

"Vom Start weg lief alles perfekt. Auf den letzten 20 Metern jedoch bekam ich keine Luft mehr, die Arme wurden schwer. Im Schwimmer-Jargon nennt man das "der Bär springt dir in den Rücken". Obwohl ich in der Form meines Lebens war, schnappte ich nach Luft und erreichte gerade noch das Ende des Beckens. Damit war ich Vierte mit einem Rückstand von 7 Zehntelsekunden zur Bronzemedaille und maßlos enttäuscht. Mit Husten und pfeifender Atmung ging ich aus dem Schwimmbecken."

Sie fand unmittelbar darauf einen Arzt, der einen Lungenfunktionstest durchführte und ihr die Diagnose Asthma mitteilte. Nancy Hogshead schrieb dazu in ihren Erinnerungen: "Ich war verblüfft und hielt den Mann für verrückt. ´Das ist völlig ausgeschlossen´ sagte ich zu ihm ´Das muß ein Mißverständnis sein. Ich? Asthmatikerin? Haben Sie mich nicht schwimmen sehen?´ Ich hörte ihm aber zu, als er mir die typischen Asthma-Symptome nannte. Da fiel es mir wie Schuppen von den Augen: All die unerklärlichen Atemnotszustände während des Trainings, die ich mir selbst als ´Formkrise´ erklärt hatte oder als ´geboren mit zu kleinen Lungen´".

In der Folge rekapituliert Nancy Hogshead ihre Jugend, berichtet von ihrem asthmakranken Bruder - der übrigens ebenfalls sportlich erfolgreich war - und von vielen Asthma - Episoden vor allem während der Trainingsperiode, die sie aber falsch interpretierte. Sie war ab jetzt jedoch nicht deprimiert oder enttäuscht, sondern überzeugt, dass sie mit ihrem intensiven Sport- und Trainingsprogramm - wenn auch unbewusst - richtig gehandelt hat und ruft geradezu überschwenglich jugendlichen Asthmatikern zu:

"Bleibt aktiv! Die Erfolgsgeschichte vieler Weltklasse-Athleten zeigt, dass Sport (exercise) für sich genommen eine höchst wirksame Therapie ist. Sport kann nicht nur dazu führen, Meisterschaft über seinen Körper zu erlangen, sondern auch Asthma zu kontrollieren. Viele Klasse-Sportler haben Asthma, brauchen regelmäßig Medikamente und sind trotz ihrer Behinderung (disability) in Wettkampfsportarten auch gegen Nicht-Asthmatiker erfolgreich. Auch Du kannst eine Sportart finden, die für Dich geeignet ist und die Dir Spaß macht. Mitmachen ist alles - es muss nicht gleich eine Olympische Goldmedaille

sein. Aber – wer weiß – vielleicht ist selbst das für Dich möglich!"

Die folgenden Kapitel dieses Buches sollen zeigen, dass der Optimismus von Nancy Hogshead nicht unbegründet ist. Es soll gezeigt werden, auch am Beispiel einzelner Sportarten, welche Chancen sich für jeden Patienten mit Asthma eröffnen, wenn er regelmäßig sportliches Training durchführt. Ohne eine kleine Anfangsinvestition ist dieser Erfolg jedoch nicht zu haben, da nicht jeder davon ausgehen kann, es wie Nancy Hogshead unbewusst richtig zu machen.

Der Erwerb einiger Grundkenntnisse über das Krankheitsbild Asthma und die Entstehung von Anstrengungsasthma gehören ebenso dazu, wie Grundkenntnisse der Trainingslehre. Dadurch fällt es leichter, geeignete Sportarten auszuwählen und sie schließlich auch erfolgreich und mit gesundheitlichem Gewinn durchzuführen.

Das vorliegende Buch vermittelt dazu alle wesentlichen Details auf der Basis aktueller wissenschaftlicher Erkenntnisse. Der Schwerpunkt der Ausführungen liegt dabei auf dem Kindes- und Jugendalter sowie dem jungen Erwachsenenalter entsprechend dem Tätigkeitsfeld der Autoren im CJD Asthmazentrum Berchtesgaden.

Literatur

Literatur:
Hogshed N & Couzens G. (1989): Asthma and Exercise. Henry Holt, New York

1 Asthma bronchiale –
eine Zivilisationskrankheit?

Asthma ist eine der häufigsten chronischen Krankheiten geworden. 1882 untersuchte ein gewisser Dr. Stevenson alle Einweisungen in das Londoner St. Bartholomew's Hospital. Er fand bei 20.000 eingewiesenen Fällen ganze 21 Asthmatiker (0,1%). Offenbar war damals Asthma eine sehr seltene Krankheit. Bereits 1944 stieg in London die Asthmahäufigkeit bei Schulkindern auf 0,9 % der Gesamtbevölkerung, 1956 auf 1,8% und 1968 auf 2,8%. Die International Study of Asthma in Childhood (ISAAC), die derzeit noch nicht vollständig abgeschlossen ist, zeigt eine Asthmahäufigkeit bis 15,6% in dieser Altersgruppe.

In Deutschland wie in den meisten anderen westlichen Industrieländern verlief der Anstieg der Asthmaerkrankungen ähnlich: Während 1926 in Ostpreussen noch eine Asthmahäufigkeit von 0,05% gefunden wurde, erbringt die ISAAC-Studie heute vergleichbare Häufigkeitszahlen wie für England geschildert. Asthma ist damit in relativ kurzer Zeit die häufigste chronische Krankheit im Kindesalter geworden. Doch nicht nur der rasche Anstieg der Erkrankungszahlen innerhalb nur einer Generation macht nachdenklich, sondern auch der Vergleich mit Ländern, die noch nicht so entwickelt und vom westlichen Lebensstil noch nicht so geprägt sind. So weisen Entwicklungsländer im Rahmen der ISAAC-Studie geringe Asthmahäufigkeit auf. In Europa ist Albanien mit unter 1% das Land mit der geringsten Asthmahäufigkeit im Kindesalter. Wodurch lassen sich diese unterschiedlichen Entwicklungen erklären?

VERÄNDERTES
BEWEGUNGSVERHALTEN

Das Bewegungsverhalten der Bevölkerung – Erwachsene wie Kinder – hat sich seit etwa einer Generation in erheblichem Umfang geändert. Vor 20 Jahren war Sport und körperliche Bewegung Ausdruck eines elementaren Bedürfnisses zumindest im Kindes- und Jugendalter. Weniger als 10% der Jugendlichen betrieben damals überhaupt keinen Sport und waren damit Ausnahmen. Heute ist es fast umgekehrt: Mehr als die Hälfte der vormals aktiven Jugendlichen zeigt einen sedentary lifestyle, eine überwiegend sitzende Lebensweise. Der Bewegungsdrang scheint nur noch virtuell vorhanden zu sein, wenn Computerspiele am Bildschirm einen Ersatz dafür bieten, was man früher einmal in der Realität als Sport erlebt hatte. Die WIAD-Studie, die der Deutsche Sportbund mit der AOK 2003 durchgeführt hat, sieht die körperliche Leistungsfähigkeit von Kindern bestimmter Altersgruppen teilweise nur noch bei 70% der Leistungen, die bei denselben Altersgruppen sieben Jahre zuvor messbar waren. Aus dieser Untersuchung lässt sich ableiten, dass ohne regelmässige körperliche Bewegung die körperliche Fitness sinkt und die Muskelmasse abnimmt. Während die Folgen für das

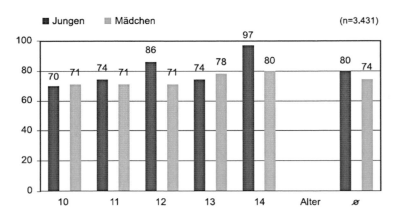

Abb. 1: Entwicklung der sportmotorischen Leistungsfähigkeit: Anteile der Altersgruppen 10 bis 14jähriger Kinder, die im 2. Hj. 2002 noch die Durchschnittsleistungen von 1995 erreichen in % (WIAD–AOK–DSB–Studie 2, 2003).

Herz-Kreislaufsystem seit langem bekannt sind, wurden die Folgen für das Bronchialsystem und die Asthma-Entstehung bislang ignoriert. Aber auch das Atemwegssystem hat eine (glatte) Muskelschicht, die die Bronchien umschliesst und wesentlich an der Regulierung der Lumengrösse des Bronchialsystems beteiligt ist. Auch dieses Muskelsystem braucht Training. Wenn schon nicht die durch Sport und körperliche Bewegung induzierte Hyperventilation, so doch zumindest eine regelmässige tiefe "Seufzeratmung" ist unabdingbar für das normale Funktionieren der Regulationsfähigkeit der Bronchialmuskulatur. Fehlen diese Reize, kommt es zur Erstarrung ("bronchial latching") der Bronchialmuskulatur. Im Tierversuch lässt sich das nachweisen: so wurden Schafe mit einer Brustweste versehen, die ein tiefes Durchatmen nicht ermöglichte. Bereits nach vier

Wochen veränderte sich die Bronchialmuskulatur so drastisch, dass eine bronchiale Hyperreaktivität wie bei Asthma entstand.

Die Forschergruppe um Hark und Platts Mills in Oklahoma hat dazu die Atemmuster von jungen Leuten mit Verhaltensweisen erforscht, die heute typisch sind: Er bat junge Leute, ein Videospiel bzw. ein Videotape ihrer Wahl anzuschauen und zu spielen – und im Vergleich dazu ein Buch ihrer Wahl (zu einem anderen Zeitpunkt) zu lesen. In beiden Fällen, einmal vor dem Bildschirm und einmal beim Lesen eines Buches wurde die Sigh rate, die "Seufzerrate", die Rate der tiefen Durchatmungen gemessen. Die Versuchspersonen vor dem Monitor hatten eine signifikant geringere Rate an tiefen Atemzügen. Er schloss daraus, dass bei Jugendlichen, die täglich fünf Stunden und mehr am Computer sitzen, eine Veränderung im Sinne eines bron-

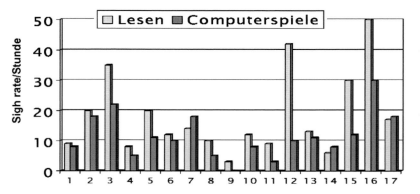

Abb. 2: Spontanes tiefes Durchatmen („Sigh rates") bei Kindern vor einem Buch vs Kindern vor einem Monitor (nach Hark et al., 2005).

chial latchings, einer erhöhten Stressanfälligkeit der Bronchialmuskulatur, wahrscheinlich ist.

Heute kann man also offenbar schon froh sein, wenn Kinder und Jugendliche überhaupt noch Bücher lesen statt ihre Zeit vorwiegend vor einem Monitor zu verbringen. Sport wäre zur Vorbeugung der Asthmaentstehung freilich noch wesentlich effizienter: Aus Dänemark wird in einer großen Schulkinderstudie berichtet, dass die Neu-Entstehung von Asthma umso seltener ist, je besser der Trainingszustand eines Schulkindes ist (Rasmussen et al.). Zwillingsstudien sind in diesem Zusammenhang besonders aussagekräftig, weil angesichts der geringen genetischen Unterschiede von Zwillingen Umgebungsfaktoren deutlicher herausgearbeitet werden können. In der vor kurzem durchgeführten Zwillingsstudie von Houvinnen spielte der Grad der körperlichen Aktivität bei der Asthmaentstehung eine entscheidende Rolle: Die weniger aktiven Zwillinge entwickelten doppelt so häufig Asthma im Vergleich zu ihren Geschwistern. Andere Faktoren wie z.B. Haustierhaltung oder Rauchverhalten der Eltern hatten im Vergleich dazu keine Folgen.

VERÄNDERTE HYGIENEBEDINGUNGEN

Doch nicht nur das Bewegungsverhalten hat sich in den letzten 50 Jahren verändert, sondern auch die Umgebungsfaktoren im familiären und gesellschaftlichen Umfeld. Die deutsche Wiedervereinigung 1989 war deshalb für Epidemiologen ein Glücksfall: Erstmals ließen sich Bevölkerungsgruppen vergleichen, die kurz zuvor voneinander abgeschottet waren. Bezüglich der Asthmahäufigkeit im Kindesalter schien zunächst die Hypothese plausibel, dass Kinder in der früheren DDR mehr Asthma haben müssten. Begründet wurde die Hypothese durch die nachweislich drastisch erhöhte Luftverschmutzung (insbesondere durch SO2) vor allem im Industriegebiet um Leipzig/Bitterfeld. So machte sich eine Arbeitsgruppe daran,

die Asthmahäufigkeit von Schulkindern aus dieser Region zu vergleichen mit Kindern aus München. Das Ergebnis war sehr überraschend: Genau das Gegenteil erwies sich als richtig. Die Münchener Schulkinder hatten nahezu die doppelte Asthmahäufigkeit im Vergleich zu den gleichaltrigen Kindern aus der schadstoffbelasteten Region.

Ein nicht minder überraschendes Ergebnis zeigte eine Untersuchung, die die Asthmahäufigkeit von Stadtkindern mit Landkindern verglich, also mit Kindern, die in Bauernhöfen aufwuchsen. Da Asthma im Kindesalter fast immer (in etwa 95%) ein allergische (Mit-)ursache hat, schien die Hypothese, dass Kinder aus Bauernfamilien mit häufigen Tierkontakten und sehr viel intensiveren Kontakten zu Aeroallergenen (z.B. Pollen) häufiger an Asthma erkranken müssten, als folgerichtig. Jedoch erwies sich auch hier das Gegenteil: Stadtkinder zeigten eine nahezu doppelt so hohe Wahrscheinlichkeit, an Asthma zu erkranken als die Kinder aus Bauernfamilien. Mehr noch: Je häufiger die Tierkontakte waren – selbst die Stallbesuche der Mutter in der Schwangerschaft – desto mehr sank die Wahrscheinlichkeit, dass das Neugeborene später Asthma entwickelte. Wie lässt sich das erklären?

Die Antwort findet sich in der Entwicklung des menschlichen Immunsystems: Das Immunsystem des Menschen ist sehr von den Aufgaben abhängig, die ihm seine Umgebung vorgibt. Während es im Mutterleib noch eine relativ hohe Toleranz zeigt (sonst würde der Fetus mütterliches Gewebe abstoßen), stehen sofort nach der Geburt neue Aufgaben an. Viren und Bakterien müssen abgewehrt werden und im Kontakt mit ihnen ändert sich – reift – das Abwehrsystem. Diese Veränderung drückt sich in der Zahl spezieller weißer Blutkörperchen aus, die für diese jeweiligen Aufgaben zuständig sind. Im Mutterleib dominieren bei dem noch Ungeborenen Lymphozyten in Form der T-Helferzellen vom Typ 2 (TH2). Nach der Geburt müssen sich diese Zellen zurückentwickeln zugunsten von T-

Helferzellen vom Typ 1 (TH1). Die moderne Zivilisation änderte jedoch die Umgebungsbedingungen des Neugeborenen auf zweierlei Weise: Zum einen wächst es in einer "sauberen" Umgebung auf – eben nicht mehr im ländlichen Umfeld mit ständigem Kontakt zu tierischen Produkten. Damit stellt sich das Immunsysten nicht schnell genug um und es kommt zu fehlgeleiteten Abwehrreaktionen und damit zu Allergien. Allergien sind Abwehrreaktionen auf Umgebungsstoffe wie z.B. Pollen, die für sich genommen keine Krankheiten auslösen.

Zum anderen ist die Ein-Kind-Familie heute fast die Regel. Je mehr Kinder eine Familie hat, desto weniger wahrscheinlich ist, dass die später geborenen Kinder an Asthma erkranken. Das ist auch der Hintergrund der geringen Asthmahäufigkeit bei den Kindern aus der ehemaligen DDR. Diese Kinder hatten mit dem frühen Eintritt in Kinderkrippen frühe Kontakte mit Gleichaltrigen – ähnlich der Situation in einer Mehrkind-Familie. Diese Kontakte führten dazu, dass (banale) Infekte häufiger und früher auftraten und dadurch das Immunsystem frühzeitig veränderten.

Die Hygienehypothese hat die wissenschaftliche Diskussion in den letzten Jahren sehr dominiert – allerdings hat der Eifer, die Asthmagenese durch immunologische Fehlentwicklungen zu erklären, inzwischen etwas nachgelassen. Nicht alle Phänomene sind dadurch erklärbar. Die "Bewegungshypothese" könnte dazu die passende Ergänzung abgeben.

Literatur

Hark et al. (2005): Spontaneous sigh rates during sedentary activity. Ann Allergy Asthma Immunol 94, 247-250 .

Huovinen E, Kaprio J, Laitinen LA, et al. (2001): Social predictors of adult asthma: a co-twin case-control study. Thorax, 56(3), 234-6.

Iternet: WIAD/AOK/DSB-Studie zu sport-motorischen Leistungen von Schülern: www.wiad.de, www.dsb.de, www.aok.de.

Lucas S. & Platts-Mills Th. (2005): Physical activity and exercise in asthma: Relevance to etiology and treatment. J Allergy Clin Immunol 115, 5, 928-934.

v. Mutius E., Martinez F. (1999) : Childhood Asthma. In: Murphy S. & Kelly H. : Pediatric Asthma, Dekker, New York, 1-39.

Rasmussen F. et al. (2000): Low physical fitness in childhood is associated with the development of asthma. Eur Resp J 16, 866-870.

Riedler J, Braun-Fahrländer C, Eder W, Schreuer M, Waser M, Maisch S, Carr D, Schierl R, Nowak D, von Mutius E (2001): Exposure to farming in early life and development of asthma and allergy: a cross-sectional survey, Lancet 358 (9288), 1129-33.

Worldwide variation in prevalence of symptoms of asthma, allergic rhinoconjunctivitis, and atopic eczema: ISAAC. The International Study of Asthma and Allergies in Childhood Steering Committee. Lancet 1998, 351 (9111): 1225-1232.

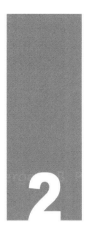

2 Asthma – was ist das?

Unter der Krankheit Asthma verstehen wir das Empfinden von Atemnot, das meistens anfallsartig auftritt und sich spontan oder unter Einwirkung von Medikamenten zurückbilden kann. Mit Ausnahme einer kleinen Gruppe Asthmatiker höheren Schweregrades, die fast ständig Atemnot empfinden, ist das Asthma durch mehr oder weniger lange Zwischenphasen gekennzeichnet, in denen der Patient beschwerdefrei ist. Allerdings können auch während der beschwerdefreien Intervalle durch unterschiedliche Auslöser (z.B. durch Infekte, Allergien oder eben körperliche Anstrengung) jederzeit erneut Asthmaanfälle auftreten.

AUFBAU UND FUNKTION VON LUNGE UND ATEMWEGEN

Die Lunge hat die Aufgabe, dem Körper Sauerstoff (O_2) zuzuführen und im Körper angefallenes Kohlendioxyd (CO_2) an die Außenluft abzugeben. Dieser Austauschprozess geschieht in den Lungenbläschen (Alveolen), die dünnwandig an Blutgefäße grenzen. Die frisch eingeatmete, sauerstoffhaltige Luft gibt an der Wand und durch die Wand der Lungenbläschen die Sauerstoffmoleküle in das Blut ab und nimmt im Gegenzug die CO_2-Moleküle auf.

Diese zentrale Aufgabe der Lunge und des Atemwegssystems wird durch das Asthma bronchiale zunächst überhaupt nicht beeinträchtigt. Die Lungenbläschen werden von der Krankheit nicht beeinflusst, vielmehr sind es die Atemwege, in denen die Luft von Nase und Mund zu den Lungenbläschen geführt wird.

Die tiefen Atemwege beginnen hinter den Stimmbändern in Form der Luftröhre (Trachea)

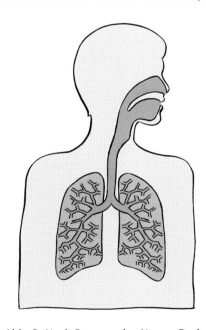

Abb. 3: Nach Passage des Nasen-Rachen-Raumes gelangt die Atemluft über Luftröhre und Bronchien in die Lunge. Die Bronchien verzweigen sich in immer kleinere Bronchiolen, an deren äußerem Ende die Lungenbläschen sitzen. (Grafik aus einem Arbeitsheft der Asthmaschulung für Kinder AVT).

und verzweigen und verästeln sich im röhrenförmigen Atemwegssystem (Bronchialsystem) in immer kleinere Atemwege (Bronchien und Bronchiolen), bis die kleinsten Atemwege schließlich in die traubenförmig am "Ende" platzierten Lungenbläschen (Alveolen) münden, deren Funktion wir bereits kennen.

Die Atemwegsröhren, Bronchien wie Bronchiolen, haben folgenden Aufbau:

● Muskulatur aus glatten Muskelfasern umschließt ringförmig die Atemwege.

● Inwendig ist das gesamte Bronchialsystem mit einer hauchdünnen Schleimhautschicht ausgekleidet. Diese Schleimhautschicht weist Flimmerhärchen (Zilien) auf, die mundwärts schlagen.

● Innerhalb dieser Schleimhaut sind Drüsen vorhanden, die Schleim (Bronchialsekret) produzieren, der das gesamte Bronchialsystem innen anfeuchtet.

Eine wichtige Aufgabe des Bronchialsystems besteht darin, die großen Mengen täglich eingeatmeter Luft für die Lunge zu filtern und die mit der Luft eingeatmeten Schwebstoffe und Staubpartikel zu entfernen. Staub- und Schwebeteilchen schlagen sich je nach Größe an der Wand des Bronchialsystems nieder und werden durch den Schleim aufgefangen. Durch die ständig mundwärts schlagenden Flimmerhärchen wandert der Schleim mit dem darin gefangenen eingeatmeten Schmutz nach oben und wird normalerweise dann abgehustet bzw. "abgeräuspert". Doch nicht nur die Entfernung eingeatmeter Staubpartikel ist die Aufgabe dieses in seinen Einzelkomponenten fein aufeinander abgestimmten Reinigungssystems (mukoziliäre Clearance).
Es sorgt auch dafür, dass Krankheitserreger, wie Viren oder Bakterien sich in den Atemwegen nicht ausbreiten können.

WAS IST BEIM ASTHMAKRANKEN ANDERS?
Beim Asthmakranken ist die Funktion der Atemwege auf dreierlei Weise beeinträchtigt.

● Die glatte Muskulatur, die das Bronchialsystem umschließt, kann sich zusammenziehen und einen "Spasmus" (Verkrampfung) herbeiführen, der die Atemwege einengt und damit Luftnot auslöst.

● Die normalerweise hauchdünne Schleimhaut, die die Bronchien und Bronchiolen innen auskleidet, ist chronisch entzündet und damit nicht mehr hauchdünn, sondern deutlich verdickt. Auch dadurch wird der Platz für die Atemluft enger.

● Schließlich sind die Drüsen innerhalb der Bronchialschleimhaut vergrößert, vermehrt und überentwickelt. Sie sondern verstärkt und zähen Schleim ab, der wiederum zu einer Einengung der Atemwege, bisweilen sogar zu einer Verlegung führen kann.

Im Laufe der Asthmaerkrankung verstärken sich die einzelnen Faktoren gegenseitig. Darüber hinaus tritt mit der Zeit noch eine wei-

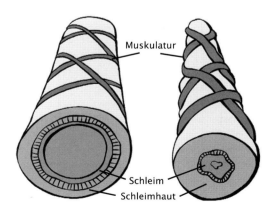

Abb. 4: Querschnitt durch einen normalen Bronchialast (links) und einem Bronchialast mit asthmatypischen Veränderungen (rechts). Die Folge: Der Betroffenen empfindet Luftnot.

tere Veränderung auf, die ihrerseits die Atemwege beeinträchtigen und Asthmasymptome erzeugen kann: Die Wände der Atemwege werden durch den chronischen Entzündungsprozess weicher und instabiler, so dass schon relativ geringe Druckänderungen einen Verschluss der Atemwege bewirken können.

Das ist der Grund, warum so viele Asthmatiker Schwierigkeiten während der Ausatmungsphase haben: Bei der Ausatmung, besonders bei der schnellen Ausatmung z.B. bei körperlicher Belastung, entsteht ein relativ hoher Druck im Brustkorb (Thorax), der die Atemwege verschließen kann. Dadurch ist der verbrauchten Luft der Weg aus der Lunge versperrt, beim nächsten Einatemzug kann nicht genügend frische Luft eingeatmet werden.

Jetzt entsteht eine paradoxe Situation: Der Asthmatiker hat, besonders wenn es ihm schlecht geht und er Atemnot empfindet, nicht zuwenig – sondern zuviel Luft. Er ist "überbläht", kann aber mit dem Zuviel an Luft nichts anfangen, denn es ist verbrauchte Luft, die er nicht abatmen kann. Man kann sich leicht vorstellen, wie schnell der Betroffene hier in einen Teufelskreis gelangen kann. Verstärkt er nämlich seine Anstrengung, die verbrauchte Luft auszuatmen, indem er bei der Ausatmung vermehrt presst, verstärkt er auch wiederum den Druck auf die Atemwege und bekommt noch weniger Luft heraus. Entsprechend ist wieder die Einatmung behindert, da für die frische Luft ja kein Platz in der Lunge ist. Angst oder gar Panik tun dann das übrige, um einen ernsten Asthmaanfall auszulösen.

Eine entscheidende wissenschaftliche Erkenntnis der letzten zehn Jahre liegt in der Einschätzung der chronischen Entzündung für die Entstehung und den Verlauf des Asthmas. Der Schlüssel für eine erfolgreiche medikamentöse Behandlung liegt vor allem in der konsequenten Bekämpfung der Entzündung der Atemwegsschleimhaut.

Wenn der Muskelkrampf (Spasmus) der Atemwege allein beseitigt wird, so führt das kurzfristig zu einer Linderung der Atemnotbeschwerden. Da die zugrunde liegende Ent-

Schweregrad	Symptomatik	Lungenfunktion
IV schwergradig persistierend	anhaltende tägliche Symptome, häufig auch nächtlich	FEV1 < 60% Variabilität > 30%
III mittelgradig persistierend	an mehreren Tagen / Woche und auch nächtliche Symptome	Auch im Intervall obstruktiv FEV1 < 80% u./o. MEF 25–75 bzw. MEF 50 < 65%, Variabilität > 30%
II geringgradig persistierend (Episodisch symptomatisches Asthma)	Intervall zwischen Episoden < 2 Monate	Nur episodisch obstruktiv, Lungenfunktion, dann phatolog.: FEV1 < 80% und/oder MEF 25–75 bzw. MEF 50<65%. Variabilität 20–30% Lungenfunktion im Intervall meist noch o.p.B.: FEV1 > 80% u./o. MEF 25–75 bzw. MEF 50 > 65%, Variabilität < 20%
I intermittierend (Intermittierende rez. bronchiale Obstruktion)	Intermittierend Husten, leichte Atemnot, Symptomfreies Intervall > 2 Monate	Nur intermittierend obstruktiv, Lungenfunktion dann oft noch normal: FEV1 > 80% MEF 25–75 bzw. MEF 50 > 65% Variabilität < 20%, Im Intervall o.p.B

Abb. 5: Klassifikation der Asthmaschweregrade bei Kindern und Jugendlichen.

zündung der Schleimhaut für die darunter liegende Muskulatur einen erneuten Reiz zur Verkrampfung setzen kann, so ist der Erfolg der Spasmolyse immer nur zeitlich befristet. Auch die Vermehrung der Schleimdrüsen und die Produktion von zähem Schleim ist durch die Entzündung der Bronchialschleimhaut bedingt: Ist die Entzündung rückläufig, nimmt auch die Schleimbildung ab.

SCHWEREGRADEINTEILUNG

Die Klassifikation der Asthmaschweregrade wird von den Fachverbänden in der Form einer Leitlinie formuliert, die in ihrer aktuellsten Form im Internet für jeden zugänglich ist (www.leitlinien.de/versorgungsleitlinien/asthmaindex/view). Leitlinien sind systematisch entwickelte Entscheidungshilfe über die angemessene Vorgehensweise bei speziellen Gesundheitsproblemen und stellen einen Konsens multidisziplinärer Expertengruppen mit definiertem Vorgehen dar. Sie bilden einen Handlungs- und Entscheidungskorridor, von dem in begründeten Fällen aber auch abgewichen werden kann.

Die meisten Asthmatiker haben glücklicherweise ein eher leichtes Asthma (Asthmaschweregrad I, intermittierendes Asthma). Atemnotprobleme treten in dieser Gruppe nicht dauerhaft auf. Die Lungenfunktion ist selten eingeschränkt. Dennoch kann es gerade in der Gruppe der leichten Asthmatiker vorkommen, dass nicht alle Auswirkungen der Erkrankung diagnostisch erfasst sind, vor allem dann, wenn Sport und körperliche Bewegung berücksichtigt wird.

Der Asthmaschweregrad II (geringgradig persistierend) ist durch längere Episoden mit Asthmasymptomen gekennzeichnet, die jedoch auch von längeren beschwerdefreien Zeiten unterbrochen werden können. Die Lungenfunktionswerte sind jedoch meist nicht

Schweregrad	Kennzeichen vor Behandlung	
	Symptomatik	Lungenfunktion
IV schwergradig persistierend	Anhaltende Symptomatik häufige Exazerbation häufig nächtliche Asthmasymptome Einschränkung der körperlichen Aktivität	FEV1 <= 60 % Sollwertes oder PEF <= 60 % PBW PEF-Tagesvariabilit > 30 %
III mittelgradig persistierend	Täglich Symptome nächtliche Asthmasymptome > 1x / Woche, Beeintrchtigung von körperlicher Aktivität und Schlaf bei Exazerbationen Täglicher Bedarf an inhalativen kurzwirksamen ß2 Sympathomimetika	FEV1 > 60% – < 80% Sollwertes PEF (60-80%) PBW PEF-Tagesvariabilit > 30 %
II geringgradig persistierend	1x / Woche < Symptome am Tage < 1x /Tag Nächtliche Symptomatik > 2x/ Monat, Beeintrchtigung von körperlicher Aktivität und Schlaf bei Exazerbationen	FEV1 >= 80 % des Sollwertes PEF >= 80 % PBW PEF-Tagesvariabilit 20 – 30%
I intermittierend	Intermittiernde Symptome am Tage (< 1x / Woche) Kurze Exazerbationen (von einigen Stunden bis zu einigen Tagen), nächtliche Asthmasymptome <= 2x / Monat	FEV1 >= 80% des Sollwertes PEF >= 80 % PBW PEF-Tagesvariabilit < 20%

Abb. 6: Klassifikation der Asthmaschweregrade bei Erwachsenen. Die Anwesenheit eines der Symptome reicht aus, um einen Patienten in die entsprechende Kategorie einzuordnen.

gravierend eingeschränkt, wobei jedoch eine erhöhte Peak–Flow–Variabilität auffällt.

Anders verhält es sich beim nächsthöheren Asthmaschweregrad (Asthmaschweregrad III oder mittelgradig persistierendes Asthma), bei dem an den meisten Tagen der Woche Asthmasymptome auftreten und im Gegensatz zu den leichteren Formen auch bereits der Nachtschlaf durch Asthmasymptome gestört ist. Bei diesem Schweregrad ist die Lungenfunktion dauerhaft eingeschränkt, auch in eher beschwerdefreien Zeiten.

Die kleine Gruppe mit dem höchsten Asthmaschweregrad (Schweregrad IV, schwergradig persistierend) hat ständig Asthmasymptome von erheblicher Intensität. Auch die körperliche Aktivität ist eingeschränkt. Ausgeprägte tageszeitliche Schwankungen sind ebenso zu erwarten wie eine vorwiegend morgendliche Einschränkung der Lungenfunktion.

Die Schweregradeinteilung entsprechend der aktuell gültigen Leitlinien für erwachsene Patienten zeigt ähnliche Merkmale und findet sich in Abb. 6.

Allerdings hat die Schweregradeinteilung einige Haken. Im Wesentlichen ist sie durch die Anzahl der Asthmaanfälle pro Zeiteinheit definiert. Das heißt leider nicht, dass ein "leichter Asthmatiker" , der z.B. als Pollenallergiker "nur" einmal im Jahr während der Pollenflugzeit einen Asthmaanfall hat, nicht auch während dieses Anfalls in lebensbedrohliche Umstände geraten könnte. Die Schweregradeinteilung gibt also nur einen Näherungsgrad der Erkrankungsproblematik an und darf nicht zu einer oberflächlichen Beruhigung dienen.

HUSTEN UND AUSWURF

Neben der Atemnot wird der asthmakranke Patient von Husten, manchmal von Husten und Auswurf geplagt. Husten kann ein sinnvoller Mechanismus sein, wenn etwas in den Atemwegen steckt und herausbefördert werden muss. Auch wenn die Atemwege verstärkt Schleim produzieren, wie bei einer Bronchitis, die jeder Mensch in seinem Leben einmal bekommen kann, führt Husten zur notwendigen Entfernung des Schleims. Der Husten ist "produktiv".

Beim Asthmatiker kann aber Husten ein Symptom beginnender Atemnot sein. Husten ist dann erster Ausdruck einer Obstruktion der Atemwege und ein Hinweis für die Überempfindlichkeit des Atemwegssystems. Er tritt sozusagen als Vorbote der Atemnot oder des Asthmaanfalles selbst auf.

Vor allem bei Kindern sind Hustenanfälle bei Belastungen und körperlichen Anstrengungen ein Symptom, das auf ein Anstrengungsasthma hindeuten kann ("Asthmahusten").

Durch die nicht unerhebliche mechanische Belastung der Trachealwand (Wand der Luftröhre) durch den Hustenreiz kann sich der Asthmatiker aber auch regelrecht in einen Asthmaanfall "hineinhusten". Das gilt sowohl für den – an sich sinnvollen – produktiven Husten als auch in vermehrtem Ausmaß für den unproduktiven Reizhusten.

ANDERE URSACHEN FÜR ATEMNOT

Atemnot ist das Leitsymptom, der augenfälligste Ausdruck der Asthmaerkrankung. Aber es gibt noch andere Erkrankungen, die unter anderem ebenfalls mit Atemnot einhergehen und doch völlig andere Ursachen haben und völlig andere Krankheitsbilder darstellen.

Lungenentzündungen (Pneumonien): Die Atemwege sind bei Lungenentzündungen nicht in erster Linie betroffen, sondern die Lungenbläschen (Alveolen), die mit Eiter ausgefüllt sind. Atemnot tritt bei großflächigen Lungenentzündungen auf, wenn dadurch der Gasaustausch (vor allem die Sauerstoffaufnahme) erheblich gestört ist. Lungenentzündungen gehen in der Regel mit einer erheblichen Beeinträchtigung des Allgemeinzustandes des Patienten und mit hohem Fieber einher. Auch tritt die Atemnot, anders als beim Asthmatiker, nicht anfallsartig auf. Werden angrenzende Organe wie das Rippenfell von der Entzündung miterfaßt, kommt es außerdem zu atemabhängigen Schmerzzuständen.

Die chronisch obstruktive Bronchitis (COPD = chronic obstructive pulmonary disease) wird häufig mit Asthma gleichgesetzt. Atemnot tritt bei der chronisch obstruktiven Bronchitis aber erst später auf. Vielmehr handelt sich um eine bei eher älteren Menschen (häufiger Männern als Frauen, häufiger Raucher als Nichtraucher) auftretende Bronchitis mit Husten und Auswurf. Im Laufe der Zeit, besonders wenn der Bronchitiker das Rauchen nicht läßt, wird Husten und Auswurf zu einem Dauerzustand und die Bronchitis chronisch. Die Folgen bestehen schließlich in einer entzündlichen Veränderung der Atemwegsschleimhaut und einer Obstruktion der Atemwege bis hin zu einer allmählichen Zerstörung der Alveolarstruktur. Die zarten Wände der Lungenbläschen (Alveolen) verlieren langsam ihre Abwehrmöglichkeit gegen aggressive Substanzen wie etwa Zigarettenrauch, aber auch gegen bakterielle und virale Infekte und gehen zugrunde. Der Endzustand dieser Entwicklung wird Lungenemphysem genannt.

Die **Fremdkörperaspiration** bei Kleinkindern kann zu lebensbensbedrohlichen Zuständen führen und mit Atemnot einhergehen. Dabei wird von den Kindern versehentlich ein Fremdkörper, z.B. eine Erdnuss, eingeatmet und gelangt so in die Atemwege. Mit Methoden der modernen Medizin kann heute dieses Problem glücklicherweise leicht gelöst werden. Durch eine Bronchoskopie läßt sich der Fremdkörper auffinden und entfernen.

Der **Pseudokrupp** hat ebenfalls mit Asthma nichts zu tun, obwohl er zu Atemnotzuständen führt. Ausgelöst wird er in der Regel durch einen Virusinfekt, der die Schleimhaut im Kehlkopf und Luftröhrenbereich befällt. Durch die dort ausgelöste Entzündungsreaktion kommt es zu heftigem Hustenreiz und meist typischen "bellenden" Husten ("Krupphusten"). Obwohl sie auch zu bedrohlichen Atemgeräuschen, vor allem bei der Einatmung (inspiratorischer Stridor), führen kann, kommt es in den allermeisten Fällen nicht zu einer Bronchialobstruktion.

Auch die sog. **"giemende Bronchitis" (wheezing bronchitis)** ist ein vorübergehendes Krankheitsbild bei Kleinkindern und darf mit Asthma nicht gleichgesetzt werden. Es ist darüber gestritten worden, ob die wheezing bronchitis oder der Krupphusten eine Art Vorläufer des Asthmas sind. Es fehlen dafür aber die schlüssigen Beweise, so dass Kinder, die einmal eine derartige Krankheit durchgemacht haben auch nicht häufiger als andere mit dem Auftreten von Asthma rechnen müssen.

Auf die besondere Bedeutung der Vocal Cord Dysfunction (VCD) und der Adipositas induzierten respiratorischen Dysfunktion (AIRD) in der Differentialdiagnose zu Asthma bronchiale wird im nächsten Kapitel eingegangen.

2

Literatur

Asthma bronchiale. Sonderheft. Monatsschrift Kinderheilkunde (2001), 149 (2).

Berdel D. (Hrsg.) (2002): Asthmatherapie
bei Kindern und Jugendlichen.
UniMed-Verlag Bremen.

Kardos (2005): Leitlinien zur Diagnostik
und Therapie von Asthma. Thieme-Verlag
Stuttgart.

Larsen GL., Holt PG (2000): The Concept of
Airway Inflammation. Am J Respir Crit Care
Med, 162, 2–26.

Martinez F. D., Wright A. L., Taussig L. M.,
Holberg C.J., Halonen M., Morgan W.J., The
Group Health Medical Associates (1995):
Asthma and Wheezin in the First Six Years
of Life. N. Engl J Med, 332, 133–138.

Reinhardt D. (1999): Asthma bronchiale im
Kindesalter (3. Aufl.); Springer Berlin.
Heidelberg.

Silverman M. Childhood asthma and other
wheezing disorders (1995). Chapman & Hall
Medical, London.

Warner JA; Jones CA; Jones AC; Warner JO
(2000): Prenatal origins of allergic disease.
J Allergy Clin Immunol (Feb), 493–496.

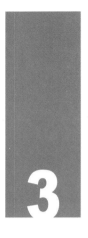

3 Anstrengungsasthma

Der Zusammenhang zwischen Sport, körperlicher Bewegung und Asthma war schon im Altertum bekannt. Der griechische Arzt Aretaios aus Kappadokien, Anhänger der sogenannten "pneumatischen Schule" berichtete darüber im zweiten vorchristlichen Jahrhundert in seinem Werk "Behandlung akuter und chronischer Leiden". Der Brite Floyer (1698) sowie Salter (1864) berichteten später über das Anstrengungsasthma. Zu Beginn der wissenschaftlichen Ära lassen sich wenige Veröffentlichungen finden. Eine der ersten stammt von dem Wiener Arzt Karl Schütz (1935), der Erfolge sportlicher "Übungstherapie" bei Asthmatikern berichtet, jedoch auch auf die Voraussetzungen und Rahmenbedingungen hinweist. Lungenfunktionsmessungen steuerte aber erstmals Herxheimer (1946) bei und konnte damit das Anstrengungsasthma diagnostisch untermauern. In den folgenden zwanzig Jahren folgten zahlreiche Veröffentlichungen im angelsächsischen Schrifttum, die vor allem Erklärungsmodelle zur Entstehung des Anstrengungsasthmas beisteuerten. Man glaubte die Ursache der anstrengungsbedingten Bronchokonstriktion durch Mechanorezeptoren, in der Hypokapnie oder im anaeroben Metabolismus (Lactatanstieg) zu finden – Theorien, die heute verlassen sind.

Die Praxis der Sporttherapie wurde vornehmlich durch Oseid vom Asthmazentrum Voksentoppen, Oslo (Norwegen) befördert, der dazu 1983 in Oslo ein wichtiges internationales Symposion abhielt. Asthmasportgruppen in Deutschland entstanden erstmals zu Beginn der achtziger Jahre vor allem durch die Initiative von Innenmoser an der Deutschen Sporthochschule Köln.

PATHOPHYSIOLOGIE DES ANSTRENGUNGSASTHMAS

Anstrengungsasthma ist definiert als akute Verengung der Atemwege nach starker körperlicher Belastung auf der Grundlage bronchialer Hyperreaktivität.

Bei gesunden Personen, die kein Asthma haben, führt Sport und körperliche Aktivität eher zu einer leichten Erweiterung des Bronchialsystems. Sport, auch extremer Sport, kann ohne Vorliegen einer asthmatypischen bronchialen Hyperreaktivität kein Asthma oder Anstrengungsasthma auslösen.

Die Hyperreaktivität des Asthmakranken ist bedingt durch die entzündlich veränderte Schleimhaut in den Atemwegen. Diese Entzündung führt zu einer veränderten Reaktionsbereitschaft des Atemwegssystems äußeren Reizen gegenüber, die prinzipiell auch in beschwerdefreien Zeiten besteht. Wenn äußere Auslöser ("Trigger") hinzukommen, kann es jederzeit zu einem Atemnotanfall kommen.

Neben Allergien und Infekten ist körperliche Anstrengung und Sport der häufigste "Asthma-Trigger". McFadden von der Universität Cleveland (Ohio) führte dazu eine Untersuchung an 431 Asthmapatienten durch. Von diesen berichteten 94%, dass körperliche Belastung der häufigste Auslöser von Asthmasymptomen wäre. In dieser Studie wurde Sport und körperliche Belastung dreimal häufiger als Asthmaauslöser genannt als z.B. allergische Reaktionen.

Derselbe Autor hat wiederholt darauf hingewiesen, dass grundsätzlich bei jedem, der eine asthmatypische bronchiale Hyperreaktivität hat, auch ein Anstrengungsasthma ausgelöst werden kann, wenn der Anstrengungsreiz nur groß genug ist. Das gilt andererseits nicht nur für klinisch manifeste Asthmatiker, sondern auch für Allergiker, die bisher keine Asthmasymptome hatten, bei denen aber eine latente bronchiale Entzündung vermutet werden muss. Der Pollenallergiker, der keine Asthmadiagnose hat, aber merkt, dass er beim Tennisspielen während der Pollenflugzeit schneller kurzatmig wird, ist dafür ein häufig zu beobachtendes Beispiel. Nie auslösbar aber ist Anstrengungsasthma – auch bei maximaler Anstrengung nicht – bei Gesunden.

KONKURRIERENDE ENTSTEHUNGS-HYPOTHESEN ZUM ANSTRENGUNGSASTHMA

Bei Bewegung und körperlicher Anstrengung muss jeder Mensch verstärkt atmen. Die eingeatmete Luft wird auf ihrem Weg zu den Lungenbläschen (Alveolen) den Körperbedingungen angepasst, indem sie angefeuchtet, erwärmt und gereinigt wird. Bei Ruheatmung leistet diese Arbeit nahezu vollständig die Nase mit den oberen Atemwegen.

Bei verstärkter Atmung während körperlicher Belastung lässt sich die Nasenatmung nicht mehr aufrechterhalten, so dass die Aufgabe der Erwärmung und Anfeuchtung durch die Schleimhaut der tieferen Atemwege erfolgen muss. Auch wenn bei der Ausatmung aus den Alveolen die angewärmte und angefeuchtete Luft wieder über die Atemwegs-

Änderung FEV$_1$ in %

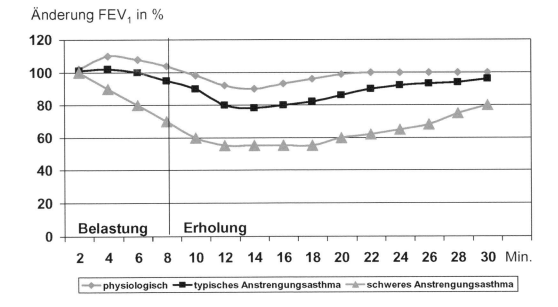

Abb. 7: Lungenfunktionsveränderung durch körperliche Belastung.

schleimhaut zurückstreicht, bleiben per saldo ein Wärmeverlust sowie ein Flüssigkeitsverlust bestehen.

Dieser relativ simple Vorgang hat jedoch verschiedene Konsequenzen, die letztlich einen Asthmaanfall auslösen können. Seit Mitte der siebziger Jahre sind dazu zahlreiche Untersuchungen durchgeführt worden, daraus sind im Wesentlichen drei Erklärungsmodelle entstanden, wie es zu Asthmareaktionen nach körperlicher Belastung kommen kann.

Die Wärmeverlust-Theorie: Chen und Horton aus dem National Jewish Asthma Center in Denver veröffentlichten bereits 1977 Untersuchungen an einer kleinen Gruppe von acht Anstrengungsasthmatikern. Sie belasteten die Asthmatiker zweimal mit gleicher Intensität, einmal jedoch mit 23 Grad Umgebungstemperatur und 15% Luftfeuchtigkeit, ein zweitesmal bei 37 Grad und 100%. Die zweite Belastung führte zu einem signifikant geringeren Abfall der Lungenfunktion, Anstrengungsasthma wurde weitgehend vermieden. Andere Untersucher haben diese Resultate wiederholt bestätigt. Auch konnte gezeigt werden, dass umgekehrt die Inhalation von kalter und trockener Luft eher zu Anstrengungsasthma führt. Schließlich gelang es nachzuweisen, dass die Temperatur an der Oberfläche der Atemwegsschleimhaut tatsächlich während der Belastung absinkt und, darüber hinaus, dass der zu erwartende Wärmeverlust bei der Belastung mit der Verschlechterung der Lungenfunktion korreliert.

Die Wasserverlust-Theorie: Seit 1984 veröffentlichte die australische Arbeitsgruppe um Sandra Anderson mehrere Arbeiten zur Entstehung des Anstrengungsasthmas. Zunächst zeigte sie in einer Untersuchung an 22 Kindern mit Anstrengungsasthma, dass der Wärmeverlust alleine nicht die Entstehung des Anstrengungsasthmas erklären kann. Sie belastet die Kinder nämlich mit heißer und trockener Luft und führte retrotracheale Temperaturmessungen durch. Anstrengungsasth-

ma entstand auch ohne messbaren Wärmeverlust. Anderson stellte daraufhin die Hypothese auf, dass die relative Austrocknung (Evaporative water loss) der Atemwegsschleimhaut eine ursächliche Rolle spiele. Weiter vermutete sie, dass die Austrocknung eine vorübergehende Hyperosmolarität der periziliären Flüssigkeit an der Atemwegsschleimhaut zur Folge hat. Dazu lässt sich weiter spekulieren, dass eine Veränderung der Osmolarität möglicherweise Entzündungsmediatoren freisetzt sowie den Blutzufluss verändert (um die Hyperosmolarität auszugleichen). Da aus in-vitro-Versuchen bekannt ist, dass Hyperosmolarität Mastzellen degranuliert mit der Folge, dass Entzündungsmediatoren freigesetzt werden, schien diese Hypothese nicht abwegig. Zudem ist seit langer Zeit bekannt, dass die Inhalation von hypertoner Kochsalzlösung – im Gegensatz zu isotoner – Atemwegsobstruktion auslöst.

Obwohl viel für die Flüssigkeitsverlust-Hypothese spricht, wurde sie von verschiedenen Arbeitsgruppen scharf abgelehnt. Vor allem McFadden bezeichnet sie als bloßes theoretisches Konstrukt, dem jeder Bezug zur Praxis fehle. Zum einen sei eine Austrocknung der Atemwegsschleimhaut nie richtig nachgewiesen worden, die Eigenart der periziliären Flüssigkeit lasse eine nennenswerte Austrocknung auch gar nicht zu. Zudem gebe es Studien, die die Korrelation zwischen vermutetem Flüssigkeitsverlust und Atemwegsobstruktion nicht belegten. Schließlich zeigten die in-vitro-Untersuchungen, daß erst Osmolaritätsänderungen von 600–800 mOsm Mastzellen zur Degranulation brachten – eine derartige Änderung kann an den Atemwegen nicht auftreten. Dennoch bleibt es unbestritten, dass osmotische Stimuli Veränderungen an der Atewegsschleimhaut und schließlich auch in der Lungenfunktion hervorriefen, nur löst der Wärmeverlust (thermischer Stimulus) ganz andere Reaktionen aus als der Flüssigkeitsverlust (osmotischer Stimulus). Beide Wirkungen sind unabhängig voneinander.

Die Theorie der reaktiven Hyperämie: Mc Fadden entwickelte in den Jahren 1986 und später ein eigenes Erklärungsmodell für die Entstehung des Anstrengungsasthmas. Er geht zunächst davon aus, dass dem Wärmeverlust der Atemwegsschleimhaut bei körperlicher Belastung große Bedeutung zukommt. Er bemüht sich jedoch um ein tieferes Verständnis des gesamten Prozesses, der zur anstrengungsbedingten Atemwegsreaktion führt. Dabei ist nach seinen Untersuchungen eine Kette von Faktoren zu verzeichnen, bei der der Wärmeverlust lediglich am Anfang steht.

Als Folge der Abkühlung der Atemwegsschleimhaut lässt sich nämlich eine Gefäßreaktion der das Atemwegssystem umgebenden Blutgefäße nachweisen. Diese Gefäße erweitern sich im Sinne einer reaktiven Hyperämie und gleichen somit – möglicherweise sogar überschießend – den Wärmeverlust aus. Je größer der Temperaturabfall, desto stärker diese vaskuläre Gegenreaktion und schließlich: Je größer die gemessene Temperaturdifferenz zwischen Abkühlung und Wiedererwärmung durch reaktive Hyperämie, desto größer auch die lungenfunktionell messbare Obstruktion der Atemwege. Die zeitliche Dimension ist dabei nicht zu unterschätzen. Eine hohe Belastungsintensität mit starker Hyperventilation und plötzlichem Belastungsabbruch führt zu starker Hyperämie und Wiedererwärmung (rapid airway rewarming) und zu starken Einbrüchen der Lungenfunktion. Allmähliches Ausklingen der Belastung ("warming down") führt zu einer Verlangsamung der reaktiven Hyperämie und zur Abschwächung bis Aufhebung des Belastungsasthmas.

Unterstützung findet die Hypothese McFaddens durch die Beobachtung, dass die Blutgefäße der Haut nach Abkühlung ähnlich reagieren, aber auch durch die altbekannte Tatsache, dass die Kapillaren, die die hyperreaktiven, entzündlich veränderten Atemwege des Asthmakranken umgeben, selber hyperplastisch verändert sind sowie eine verstärkte Permeabilität aufweisen. Schließlich konnte nachgewiesen werden, dass Medikamente, die die reaktive Hyperämie beeinflussen (Alpha- und Betasympathikomimetika, aber auch massiver intravenöser Flüssigkeitsersatz) entsprechende Auswirkungen auf das Anstrengungsasthma haben.

Auch die Hypothese McFaddens ist nicht unwidersprochen geblieben. Seine Untersuchungsmethoden, insbesondere die zur Erfassung des Temperaturgradienten und der Größe der vaskulären Gegenreaktion wurden in Frage gestellt. Auch lässt sich durch diese These nicht erklären, inwieweit schon frühzeitig nach Belastungsbeginn Atemwegsobstruktion auftreten kann. Schließlich gelang es einer Reihe von Untersuchern nicht, nach Belastungsende eine Beziehung zwischen dem Temperaturgradienten und dem Anstrengungsasthma zu finden.

Zusammengefasst muss davon ausgegangen werden, dass alle drei Hypothesen zur Erklärung des Anstrengungsasthmas zum besseren Verständnis beitragen, für sich selbst jedoch nur Teilaspekte erklären. Dennoch ist der praktische Nutzen aus diesen Erkenntnissen nicht zu unterschätzen: Wir wissen, wie wichtig die Umgebungsbedingungen für die Auslösung der Anstrengungsasthma – Reaktion sind und wir wissen auch etwas mehr, wie eine Sportstunde optimal gestaltet werden kann (Vom "warming up" zum "warming down").

GIBT ES SPÄTREAKTIONEN?

Im Lungenfunktionslabor erzeugen Provokationsuntersuchungen mit Allergenen (siehe dazu das folgende Kapitel) nicht nur typische Sofortreaktionen bei Allergikern, sondern auch Spätreaktionen, die fünf bis acht Stunden nach der Sofortreaktion auftreten können. Diese Spätreaktionen sind gefürchtet, da sie zu lang andauernden Schäden an der Atemwegsschleimhaut führen und die Hyperreaktivität anhaltend verstärken können.

Verschiedene Untersucher sind daher auch der Frage nachgegangen, ob körperliche Belastungen, die zu Anstrengungsasthma während oder unmittelbar nach der Belastung führen, auch Spätreaktionen erzeugen.

Wäre mit einer hohen Wahrscheinlichkeit von Spätreaktionen zu rechnen, würde regelmäßiges körperliches Training möglicherweise ein zu hohes Risiko für Asthmakranke bedeuten. Eine Sport-Therapie könnte sich dann selbst ad absurdum führen.

Dazu durchgeführte Studien geben jedoch zur Entwarnung Anlass. Cypcar und Lemanske haben 1994 in einer Meta-Analyse diese Untersuchungen ausgewertet. Insgesamt wurden in den vorliegenden Studien Spätreaktionen zwischen null und 16% festgestellt. Dort aber, wo Spätreaktionen festgestellt wurden, war Kritik angebracht. Nicht untersucht wurde dabei nämlich, inwiefern es sich bei den wenigen "Spätreagierern" um Asthmatiker handelt, die ohnehin starke Tagesschwankungen aufweisen. So fand Rubinstein (1987) bei acht von 53 Patienten eine Spätreaktion (32%iger Abfall der FEV1 nach fünf Stunden). Allerdings zeigten sieben dieser acht auffälligen Patienten Tagesschwankungen ihrer Lungenfunktion gleicher Ausprägung – auch ohne jede Anstrengung. Auch Zawadski et al. (1988) fand vereinzelt eine "zweite Welle" der Obstruktion, die aber als unspezifisches Epiphänomen gewertet wurde. Ähnliche Reaktionen wurden auch bei Metacholin-Provokationstests gefunden und waren im Übrigen ziemlich unabhängig vom Schweregrad des Asthmas und auch unabhängig vom auslösenden Reiz, d.h. von der Stärke der vorangegangenen Belastung. Keinesfalls erreichten in den berichteten Einzelfällen die Spätreaktionen die Qualität von Spätreaktionen nach Allergenprovokation. Eine langfristige Schleimhautschädigung der Atemwege durch Sporttherapie kann demnach mit hoher Sicherheit ausgeschlossen werden.

REFRAKTÄRPERIODE

Wird im Lungenfunktionslabor durch eine geeignete Testanordnung ein Anstrengungsasthma ausgelöst, so kommt es in der Regel in den darauf folgenden dreißig Minuten zu einer Erholung und einer Rückbildung der verschlechterten Lungenfunktionswerte. Wird jetzt eine erneute körperliche Belastung mit derselben Intensität durchgeführt, fällt nun die Reaktion weniger stark aus. Man nennt diese Phase nach einer Belastung, die eine erneute Belastung besser toleriert, refraktäre Phase oder Refraktärperiode. Die Großhansdorfer Arbeitsgruppe um Prof. Magnussen beschäftigt sich seit 1986 mit den Auswirkungen der Refraktärperiode. Nach seinen Untersuchungen lässt sich die Refraktärperiode bei der Mehrzahl der Asthmatiker nachweisen. Die Dauer der Refraktärität des Atemwegssystems auf neue Belastungsreize beträgt etwa eine Stunde, sie unterliegt jedoch starken individuellen Schwankungen.

Die Ursachen der Refraktärperiode sind dennoch bisher nicht ganz geklärt: Manche vermuten, dass Entzündungsmediatoren, die die Erstreaktion mitbeeinflussten, bei einer nach kurzer Zeit wiederholten Belastung erschöpft sind. Der Nachweis dazu fehlt jedoch bisher.

Von anderer Seite kam der Hinweis auf die Bedeutung der Katecholamin-Hormone (Adrenalin). Adrenalin wird bei körperlicher Belastung verstärkt freigesetzt und kann die Atemwegsreaktion sehr nachhaltig im Sinne eines Schutzes vor Obstruktion beeinflussen. Besonders eindrucksvoll wird der Unterschied, auch das hat Magnussen gezeigt, wenn durch körperliche Belastung ausgelöste Hyperventilation mit einer ohne körperliche Belastung durchgeführten willkürlichen – aber sonst identischen – Hyperventilation verglichen wird. Die körperliche Anstrengung war deutlich weniger asthma-auslösend als die Willkür-Hyperventilation, von der angenommen werden kann, dass dadurch keine Adrenalin-Freisetzung erfolgte.

Die "Schutzwirkung" des Adrenalins lässt sich

am besten erreichen, wenn bei der Auswahl der geeigneten Sportarten der Aspekt der Motivation und des altersgerechten Angebotes berücksichtigt wird.

SONDERFORMEN ANSTRENGUNGSBEDINGTEN DYSPNOE: DIE ADIPOSITASINDUZIERTE RESPIRATORISCHE DYSFUNKTION (AIRD)

Anstrengungsbedingte Atemnotsempfindung (Dyspnoe) wird entweder durch die Borg-Skala oder durch die Dyspnoeskala der American Thoracic Society (ATS) quantifiziert (siehe Abb. 8). Danach lassen sich vier Schweregrade der Atemnotempfindung bis schwerer Dyspnoe unterscheiden.

Beide, sowohl die Borg-Skala wie die Dyspnoeskala der ATS sind Versuche, subjektive Angaben zu graduieren. Eine ATS-Grad 3 Dyspnoe z.B. beim Treppensteigen kann sowohl ein Anstrengungsasthma ausdrücke als auch Folge einer Adipositas sein. So wurde bereits darauf hingewiesen, dass die adiposasbedingte Dyspnoe eine Asthma-bedingte Dyspnoe verschleiern kann, wenn die Anamnese nicht sehr detailliert erfolgt.
Andererseits ist die subjektive Dyspnoe ein Kardinalsymptom sowohl des Asthma bronchiale als auch einer Adipositas bedingten respiratorischen Dysfunktion (AIRD). Einen Beleg für die Häufigkeit dieser Verwechslung bietet die Third National Health and Nutrition Examination Survey (NHANES III), bei der 16.171 Probanden ausgewertet wurden. Die adipösesten Teilnehmer (höchste BMI Quintile) hatten die höchste selbstberichtete Asthmaprävalenz (OR 1,5), den höchsten Bronchodilatatorenverbrauch (OR 1,94) und die höchsten Dyspnoegrade bei Belastung (OR 2,66). Dabei hatten sie jedoch die besten Lungenfunktionswerte (p=0,001). Die Untersucher kamen zu dem Schluss, dass adipöse Patienten ein geringeres Risiko haben, eine objektive Atmungsbehinderung zu erzeugen. Die Dyspnoe bei Adipositas sei nicht primär durch eine obstruktive Lungenerkrankung bedingt und Asthma sei bei Adipösen überdiagnostiziert. Es handelt sich vielmehr um eine Dyspnoe im Rahmen eines AIRD und damit eines behandlungsbedürftigen Störungsbildes – behandlungsbedürftig aber nicht im Sinne einer antiinflammatorischen oder bronchodilatorischen Behandlung eines vermeintlichen Asthma bronchiale, sondern im Sinne einer Gewichtsreduktion und einer Hinführung zu Sport und Bewegung.

Klassifikation	Schweregrad	Beschreibung
0	keine Dyspnoe	keine Beschwerden bei raschem Gehen in der Ebene oder leichtem Anstieg
1	mild	Kurzatmigkeit bei raschem Gehen in der Ebene oder leichtem Anstieg
2	mäßig	Kurzatmigkeit, in der Ebene langsamer als Altersgenossen, Pausen zum Atemholen auch bei eigenem Tempo
3	schwer	Pausen beim Gehen nach einigen Minuten oder nach etwa 100 Metern im Schritttempo
4	sehr schwer	Zu kurzatmig um das Haus zu verlassen. Luftnot beim An- und Ausziehen

Abb. 8: Dyspnoe-Graduierung der American Thoracic Society (ATS).

Freilich dürfen Wechselwirkungen zwischen AIRD und Asthma nicht übersehen werden: Die Verminderung der körperlichen Bewegung ist sowohl bei Adipösen wie auch bei Asthmatikern festzustellen Die Schulsportteilnahme asthmakranker Kinder ist reduziert (35% der Kinder sind dauerhaft befreit). Freizeitsport betreibt ebenfalls eine Minderheit. Grund der Inaktivität bei asthmakranken Patienten ist das anstrengungsbedingte Asthma, Ängste von Eltern und Lehrern bei mangelnder Information und leider immer noch ärztliche Empfehlungen, diesen Asthmaauslöser zu meiden. Dass schlechter Trainingszustand durch körperliche Inaktivität das Anstrengungsasthma aber noch verschlimmert, konnte an anderer Stelle gezeigt werden.

Bei erwachsenen Asthmatikern sind mindestens 30% der Fälle körperlich völlig inaktiv. Ford et al. konnte in einer Verhaltensstudie mit 165.123 Probanden, davon 4.892 Asthmatikern, zeigen, dass Asthmatiker im Schnitt 206 kcal/Woche weniger verbrauchen, als der Durchschnitt aller untersuchten normalen Probanden. Die Entwicklung einer Adipositas wird dadurch zumindest wahrscheinlicher.

Eine besonders interessante Studie kommt dazu aus Dänemark (Odense-Schulkinderstudie Rasmussen 2000). In dieser Studie wurde die körperliche Fitness (ausgedrückt in maximal workload) und die bronchiale Hyperreaktivität (gemessen durch Methacholinprovokation) bei 757 asymptomatischen präpubertären Kindern gemessen. Das Risiko, ein ärztlich diagnostiziertes Asthma innerhalb von 10 Jahren zu entwickeln, war bei höherer spezifischer Leistungsfähigkeit um 7% je Watt/kg reduziert, und auch die Methacholinreagibilität als Erwachsener war mit der spezifischen Leistungsfähigkeit als Kind korreliert (r=0,11, p=0,001). Eine Teilerklärung der beobachteten Assoziation durch Bewegungsmangel in der Kindheit kann damit nicht ausgeschlossen werden.

Die **Differentialdiagnose der AIRD** zu Anstrengungsasthma wird allerdings zusätzlich dadurch erschwert, dass bei Adipositas Tests zur bronchialen Hyperreaktivität pathologisch ausfallen können. McLean et al. konnten im Tiermodell der adipositasbedingten mechanischen Ventilationsbehinderung nachweisen, dass bei einer herbeigeführten adipositas-ähnlichen Ventilationslimitierung (Korsett über 4 Wochen bei Schafen) eine Veränderung an der Bronchialmuskulatur eintritt: Die dadurch verschobene Atemruhelage und Verhinderung der Seufzeratmung bedingt eine geringere Dehnung der Bronchialmuskulatur im Atemzyklus, die zu einer Verhärtung "Latching" der Bronchialmuskeln führt. Die Stressempfindlichkeit dieser Muskulatur ändert sich reversibel, der Carbacholtest fällt entsprechend pathologisch aus. Mit einer für das Asthma bronchiale typischen entzündlichen Veränderung der Bronchialschleimhaut hat dies allerdings nichts zu tun.

AIRD: Klinische Konsequenzen bei Sport und körperlicher Belastung: Adipöse haben in Abhängigkeit von der fettfreien Körpermasse (erhöht die Vitalkapazität der Lunge) und der Stammfettmasse (senkt die Vitalkapazität) geringere Lungenvolumina, eine deutlich erhöhte Atemarbeit und folglich eine verminderte maximale Ventilation und Sauerstoffaufnahmekapazität. Bei gewichtstragenden Aktivitäten wie Gehen und Laufen müssen sie andererseits einen linear zum Körpergewicht erhöhten Aktivitätsenergieverbrauch bzw. Sauerstoff- und Ventilationsbedarf decken. Hierdurch entsteht eine respiratorische Leistungsbegrenzung. Das subjektive Äquivalent, eine Belastungsdyspnoe, wird von 80% der adipösen Erwachsenen (vs. 18% bei gleichaltrigen Normalgewichtigen) bereits beim Treppensteigen angegeben. Im Rahmen einer Untersuchung an den Patienten aus der Kinder-Reha-Klinik in Bad Kösen gaben von 70 adipösen Kindern und Jugendlichen mit primärer Adipositas im Alter von

8–17 Jahren (Durchschnittsalter 13 J.) mit einem BMI-SDS von 2,68 (58% extrem adipös) 9% an "immer", 31% "häufig", 28% "selten" und nur 31% "nie" während raschem, längerem Lauf schlecht Luft zu bekommen, aber zwei Minuten nachdem sie stehen geblieben sind, wieder beschwerdefrei zu sein (siehe Abb. 9). Dieses Beschwerdemuster war als einziges signifikant mit dem Schweregrad der Adipositas (BMI-SDS) korreliert.

Wie angesichts der verminderten Compliance zu erwarten, steigt unter Belastung die Atemruhelage im Gegensatz zu Normalgewichtigen nicht an und die Atmung ist flacher und frequenter als bei Normalgewichtigen.
Diese objektiven und subjektiven Veränderungen lassen sich bei Normalgewichtigen durch Gewicht auf der Brust vollständig simulieren.

VOCAL CORD DYSFUNCTION (VCD) UND ANSTRENGUNGSASTHMA

Eine weitere, besonders bei Sportlern nicht selten schwierige Differentialdiagnose zum Anstrengungsasthma ist die Vocal Cord Dysfunction. Dabei verschliessen sich die Stimmbänder vorübergehend ganz oder teilweise inadäquat – häufiger bei der Inspiration, jedoch bisweilen auch bei der Exspiration. Heftige Dyspnoe und stridoröse Geräusche können auftreten und Umstehende sehr beeindrucken. Notarzteinsätze und umfangreiche medikamentöse Therapieversuche werden berichtet. Dabei handelt es sich gar nicht um Asthma, sondern um ein eher harmloses extrathorakales Ereignis. Zwar kann durch begleitende heftige Hustenattacken sogar Bewusstlosigkeit auftreten, dann atmet der Betroffenen jedoch sofort ruhig und ohne Anzeichen von bronchialer Obstruktion. Das-

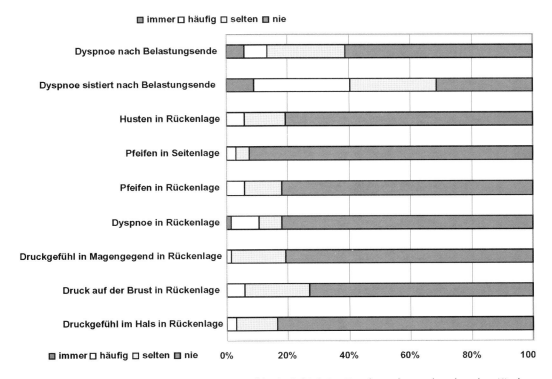

Abb. 9: Subjektive Beschwerden asthmakranker Kinder.

selbe geschieht während der Nacht: VCD-Patienten schlafen in der Regel ruhig.

Bei Sportlern, insbesondere Leistungssportlern, wird VCD häufiger berichtet. Bereits aus den 60er Jahren des vorigen Jahrhunderts liegt der Bericht eines Baseball-Stars vor, dem im entscheidenden Moment plötzlich die Luft weggeblieben ist ("Choking"). Ein Anstrengungsasthma liegt bei diesen Personen nicht vor. Wesentlich in der Behandlung ist Entspannungstraining und das Weglassen der in diesem Fall nutzlosen bis schädlichen antiasthmatischen Therapie.

Literatur

Anderson S. (1984): Is there a unifying hypothesis for exercise-induced-asthma? Journal of Allergy and Clinical Immunology 73, 660-665.

Anderson S., Schoeffel RE, Black JL & Daviskas E. (1985): Airway cooling as the stimulus to exercise-induced-asthma - a re-evaluation. European Journal of Respiratory Diseases 67, 20-30.

Chen WY & Horton DJ (1977): Heat and water loss from the airways and exercise-induced-asthma. Respiration 34, 305 - 313.

Cypcar D. & Lemanske RF (1994): Asthma and exercise. Clinics in Chest Medicine 15 (2), 351 - 368.

Fitch KD & AR Morton (1971): Specificity of exercise in exercise-induced asthma. British Medical Journal, 4, 577-581.

Innenmoser J. (1992): Die Bedeutung von Bewegung, Spiel, Sport und Sporttherapie für Kinder während stationärer Rehabilitationsmassnahmen. Krankengymnastik 44, Nr. 3, 302-320.

Kenn K; Hess MM (2004): Vocal Cord Dysfunction-eine "nur pneumologische" Erkrankung? HNO Feb; 52 (2),103-9.

Lecheler J. & van Egmond-Fröhlich A. (2005): Die adipositas induzierte respiratorische Dysfunktion (AIRD). DMW (2006), 131, 393-397.

Magnussen H. (1988): Die Überempfindlichkeit der Atemwege gegen pharmakologische, allergene, physikalische und osmotische Reize. In: Schultze-Werninghaus G. & Debelic M. (Hrsg.): Asthma. Springer Berlin 1988, 138-147.

McFadden ER, Kimberley AM & KP Strohl (1986): Postexertional Airway rewarming and thermally induced asthma. Journal of Clinical Investigation 78, 18-25.

Mc Fadden ER (ed.) (1999): Exercise- Induced Asthma. Marcel Dekker New York.

Oseid S. & AM Edwards (ed.): The asthmatic child in play and sport. Pitman Press, Bath (U.K.),1983.

Rubinstein I, Levison H, Slutsky AS, et al. (1987): Immediate and delayed bronchoconstriction after exercise in patients with asthma. N Engl J Med, 317(8), 482-5.

Schütz K. (1935): Über Atmungstherapie und Körperübung. Wiener Klinische Wochenschrift Nr. 13, 392-394.

Sin, D.D. et al (2002): Obesity is a risk factor for dyspnea but not for airflow obstruction. Arch Intern Med 162, 1477-1481.

Zawadski DK, Lenner KA, McFadden ER (1988): Re-examination of the late asthmatic response to exercise. Am Rev Respir Dis, 137(4), 837-41.

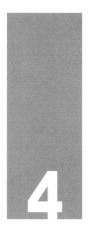

4 Weitere Asthma-Auslöser

Asthma-Auslöser können sowohl "exogenen" Ursprungs sein – d.h. von außen kommen –, aber auch von inneren, "endogenen" Faktoren bestimmt sein.

Wird Asthma überwiegend von allergieauslösenden Stoffen (= Allergenen) ausgelöst, spricht man von einem extrinsic oder allergischen Asthma bronchiale. Sind die von außen kommenden Auslösefaktoren nicht so ganz eindeutig, ist das Asthma mehr durch Infekte ausgelöst, so spricht man von einem Infekt- oder Intrinsic-Asthma.

Sinnvoll sind diese Unterscheidungen vorwiegend im Kindes- und Jugendalter. In dieser Altersperiode lassen sich die Unterformen am klarsten voneinander trennen. Im späteren Erwachsenenalter vermischen sich entweder beide Formen zu einem sog. Mixed-Asthma oder das Intrinsic Asthma dominiert eindeutig. Im Kindesalter hingegen sind 80 – 85% der Asthmatiker extrinsic oder allergische Asthmatiker. Das Anstrengungsasthma hält sich hingegen nicht an diese Einteilung. Es kommt bei allen Asthmaformen vor und ist, wie bereits mehrfach erwähnt, Ausdruck der bronchialen Hyperreaktivität, die bei allen Asthmaformen definitionsgemäß zugrunde liegt.

Im Folgenden werden die neben dem Anstrengungsasthma wichtigsten Asthma-Auslöser in der ungefähren Reihenfolge von Bedeutung und Häufigkeit aufgezählt.

ALLERGIEN

Allergien sind Fehlreaktionen des Körperabwehrsystems (Immunsystems) bei der Auseinandersetzung des menschlichen Organismus mit seiner belebten und unbelebten Umwelt. Dieses Fehlverhalten hat eher den Charakter einer Überreaktion als einer Schwäche: Ein allergisch reagierender Mensch wehrt Stoffe ab, die normalerweise – also für Nicht-Allergiker – vollkommen harmlos und unschädlich sind. Folgen dieses sinnlosen Kampfes des Körpers gegen Allergene (=allergieauslösende Stoffe) sind Krankheiten wie Asthma bronchiale und die allergische Rhinokonjunktivitis (der Heuschnupfen). Diese Krankheitsbilder werden mit der Neurodermitis unter dem Begriff "Atopisches Syndrom" zusammengefasst.

Die Rolle des Immunglobulin E: Die allergische Reaktion des Körpers ist dadurch gekennzeichnet, dass ein Eiweißstoff, der ursprünglich zur Abwehr gedacht war, nun "verrückt spielt". Es handelt sich dabei um eine besondere Klasse der von den weißen Blutkörperchen produzierten Immunglobuline, das Immunglobulin der Klasse E (abgekürzt: IgE). Deshalb wird von einer IgE-vermittelten Allergie gesprochen. Nach heutiger wissenschaftlicher Erkenntnis kann das IgE bei Allergikern schon von Geburt an erhöht sein.

Die Grundlagen des allergischen Vorgangs sind schnell beschrieben: Das beim Allergiker überall im Gewebe vorkommende IgE haftet an der Oberfläche bestimmter Körperzellen, von denen die gefährlichste die Mastzelle ist.

Die Mastzelle ist eine kleine biologische Bombe: Sie enthält biogene Amine, die innerhalb der Zelle eingeschlossen und inaktiv sind. Platzt die Zelle jedoch, geraten die biogenen Amine in das umgebende Gewebe und führen zu einer örtlichen Entzündungsreaktion.

Von IgE-Eiweißmolekülen umkleidete Mastzellen sind an den Schleimhäuten der Atemwege besonders reichlich vorhanden: In die Atemwege gelangen mit der eingeatmeten Luft viele fremde Stoffe, die meist harmloser Natur sind. Gemeinsam ist ihnen, dass sie eiweißhaltige Oberflächen haben, die mit dem IgE-Molekül eine Reaktion eingehen. Eine solche Oberfläche weist z.B. ein Pollenkorn auf, das von einem Pollenallergiker eingeatmet wird. Das Pollenkorn schlägt sich irgendwo in der Wand des Bronchialsystems nieder und trifft auf eine Mastzelle, die mit IgE umkleidet ist. Erkennt das IgE den Eiweißstoff auf der Oberfläche des Pollenkorns als Eindringling – dies macht den Allergiker aus –, kommt es innerhalb von Sekunden zu einer Abwehrreaktion. Dabei verbindet sich das IgE mit dem Eindringling. Durch diese an der Oberfläche der Mastzelle ablaufende biochemische Reaktion platzt die Zelle und setzt biogenen Amine (z.B. Histamin) frei. Die Folge: Die Schleimhaut ist entzündlich verändert und hyperreaktiv.

ALLERGENE IN DER ATEMLUFT

● **Pollen:** Pollen dienen der Vermehrung von Pflanzen. Vor allem windblütige Pflanzen müssen große Mengen von Pollen produzieren, um ihre Art zu erhalten. Nach Blühbeginn werden die Pollen vom Wind verbreitet und gelangen so auch durch Einatmung in die Atemwege des Allergikers, wo sie Symptome auslösen können. Da Pollen nur zu bestimmten Jahreszeiten (Saisonen) vorhanden sind, spricht man in diesem Fall von saisonaler Allergie.

Gräserpollen lösen am häufigsten Beschwerden aus. Diese Pollen sind klein und treten während der Blütezeit in großen Mengen in der Luft auf und sind allergologisch relativ aggressiv. Sie können zu schweren Asthmaanfällen führen. Noch häufiger führen sie freilich durch Reizungen der Nasen- und Augenschleimhaut zum Heuschnupfen, zur saisonalen Rhinokonjunktivitis.

Natürlich kommt Heuschnupfen wesentlich häufiger vor als Asthma. Dennoch weisen Untersuchungen darauf hin, dass ca. 30% aller Heuschnupfler während der Pollenflugzeit auch Anstrengungsasthma haben.

● **Tierhaare:** Haustiere sind nicht selten starke allergische Asthmaauslöser. Obwohl beim Vorliegen einer Haustierallergie viele Asthmatiker Erinnerungen an dramatische Anfälle haben und Mütter asthmakranker Kinder oft zum erstem Mal die Krankheit ihres Kindes nach Haustierkontakt oder einem Besuch im Zirkus wahrnehmen, gibt es oft merkwürdige Ansichten darüber: Viele Allergiker wollen es einfach nicht wahrhaben, dass sie auf den Hund allergisch reagieren, an den sie sich so gewöhnt haben. Kinder möchten ungern liebgewordene Spielgefährten missen und Mütter verstehen wiederum ihre Kinder. Daraus erklärt sich die Neigung, Haustierallergien zu relativieren.

● **Hausstaubmilben:** Eine Allergie gegen Hausstaubmilben ist sehr häufig. Man findet sie in etwa 80% der Fälle bei kindlichem Asthma. Wie die Tierhaarallergie tritt sie jahreszeitlich unabhängig auf.

Die Hausstaubmilbe (Dermatophagoides pteronyssinus) lebt in Wohnungen und Häusern, wo Körperwärme und Körperfeuchtigkeit des Menschen für sie ideale Lebensbedingungen schaffen. Hausstaubmilben sind sehr empfindlich auf Temperatur- und Feuchtigkeitsschwankungen, daher kommen sie vor allem im gleichbleibend feuchten Meeresklima massiv vor, während sie im Hochgebirge oberhalb der Inversionsnebelgrenze (800 –

1.000 m) praktisch völlig verschwinden. Hausstaubmilben tummeln sich vor allem im Bett, wo sie reichlich Nahrung finden, z.B. an organischen Bestandteilen von Federbetten und Matratzen oder auch an Hautschuppen.

Genau genommen ist aber die Hausstaubmilbe nicht selbst das Allergen, sondern ihr Kot, der sich zu den Schwebebestandteilen der Luft gesellt und eingeatmet wird. In den Atemwegen trifft er wiederum auf die mit IgE beschichteten Mastzellen, die allergische Reaktion läuft dann in ähnlicher Weise wie bei der Pollenallergie ab.

● **Schimmelpilze:** Schimmelpilze bilden Sporen, die zum Zwecke der Vermehrung in die Luft abgegeben werden – ähnlich wie die Pollen bei den windblütigen Pflanzen. Schimmelpilze sind besonders schwierige Allergene. Zum einen kommen sie in Wohnungen und Häusern z.B. Schwärzepilze (Alternaria tenuis) vor, zum anderen auch in der freien Natur. Somit sind sie sowohl perenniale (ganzjährige) als auch saisonale Allergene. Die Sporenbildung der Schimmelpilze ist besonders hoch im Herbst.

Schimmelpilze sind "schleichende" Allergene. Die Asthmaverschlechterung durch Schimmelpilze tritt nicht so plötzlich und heftig ein, wie etwa die bei Tierhaaren oder Gräserpollen, die unmittelbar nach Allergenkontakt einen Asthmaanfall auslösen können. Schimmelpilze verstärken eher die Entzündungskomponente und weniger die Muskelkomponente (Spasmus) des Atemwegssystems. Sie führen daher langsamer, aber nachhaltiger zu einer Verschlechterung des Asthmas, viel mehr noch als es Hausstaubmilben tun.

NAHRUNGSMITTELALLERGIEN

Unter den allergieauslösenden Stoffen, die schließlich auch zu Asthma führen können, nehmen Nahrungsmittel eine besondere Stellung ein. Dies liegt zunächst einmal daran, dass sie auf "untypischem Weg" in den Körper gelangen. Während Schimmelpilzsporen und Pollen eingeatmet werden und direkt an der Bronchialschleimhaut ihre Wirkung entfalten, gelangen Nahrungsmittel über den Mund, Magen und schließlich den Darm in den Körper und lösen von dort eine Art Fernwirkung im Atemwegssystem aus.

Wenn Nahrungsbestandteile über den Darm in den Körper aufgenommen werden, können bei einem dafür empfänglichen (sensibilisierten) Organismus die IgE-Antikörper gegen diesen vermeintlichen Eindringling aktiv werden und ihn auszuschalten versuchen. Es entsteht eine Antigen-Antikörper-Reaktion und je nach dem Ort, an dem sie entsteht, kann es zu entzündlichen Reaktionen kommen. Das kann in der Darmwand selbst sein, wodurch Erbrechen und Durchfälle ausgelöst werden können. Über den Blutkreislauf kann jedoch auch eine Fernwirkung am Atemwegssystem oder an anderen Organen (z.B. an der Haut) ausgelöst werden. Insgesamt sind jedoch Nahrungsmittel eher seltene Asthmaauslöser.

UMWELTFAKTOREN
Wetter und Klima

Das Wetter beeinflusst das Wohlbefinden des Asthmatikers erheblich. Die Faktoren des so genannten thermischen Milieus (Temperatur, Luftfeuchtigkeit, Windverhältnisse) spielen dabei die entscheidende Rolle. Asthmatiker, die ganzjährig ein Peak-Flow-Protokoll führen und damit ihre Lungenfunktion kontrollieren, wissen, dass während der kalten Wintermonate der Peak-Flow-Wert 10 – 15% niedriger ausfällt als in den warmen Sommermonaten. Hauptgrund dafür ist die in den Wintermonaten vorherrschende kalte und trockene Luft, die das überempfindliche Bronchialsystem belastet.

Zusätzlich begünstigt die niedrige Temperatur auch Erkältungskrankheiten, die für Asthmatiker immer ein besonderes Risiko darstellen.

In bestimmten Klimazonen treten Smog-Wetterlagen auf (zusammengesetzt aus engl.

smoke = Rauch und fog = Nebel). Dabei kommt es zu einer stabilen bodennahen Kaltluftschicht, die von der darüber liegenden warmen Inversionsschicht wie unter einem Deckel gehalten wird.

Schadstoffe werden vor allem in Ballungsräumen nicht abtransportiert, sondern reichern sich örtlich an. Die Situation ist vergleichbar mit einem ungelüfteten Zimmer. Hinzu kommt bei Lagen im Flachland die Verbindung mit Nebel, da in den bodennahen Kaltluftschichten die Luftfeuchtigkeit hoch ist. Bei Nebel und Kälte steigt die Gefahr von Asthmaanfällen nochmals an.

Im Hochgebirgsklima kann Smog nicht auftreten. Aufgrund meteorologischer Gegebenheiten enden die Inversionsnebel in einer Höhe von 800 - 1.000 Metern, oberhalb dieser "Dunstglocke" lässt sich freier atmen. Die Hochgebirgsregionen haben überdies den Vorteil, dass allergieauslösende Stoffe wie Pollen oder Hausstaubmilben nicht mehr oder kaum mehr vorkommen.

Regionen unmittelbar an der Küste berichten ebenfalls von reduzierter Schadstoffbelastung sowie teilweise vermindertem Pollenflug, vor allem dann, wenn Seewindwetterlagen vorherrschen. Ein großes Problem im Küstenklima bleibt jedoch die ganzjährig hohe Konzentration von Hausstaubmilben und Schimmelpilzallergenen.

Schadstoffbelastung der Luft

Zu hohe Schadstoffbelastungen in der Atmosphäre können für den Asthmatiker gefährlich werden. Die für den Asthmapatienten bedeutsamsten Schadstoffe sind:

● Schwefeldioxid (SO_2)
● Stickoxide (NO_x) sowie
● Ozon (O_3).

Liegt die Konzentration dieser Schadstoffe oberhalb der WHO-Grenzwerte, können Atemwegssymptome auftreten. Kommt dann noch Sport oder körperliche Belastung hinzu, wird das überempfindliche Atemwegssystem von zwei Seiten in die Zange genommen, die Gefahr des Anstrengungsasthmas ist dann besonders groß.

Ozon kann ab einer Konzentration von 160 mg/cbm zu einer Verschlechterung der Lungenfunktion führen. Ab 200 mg/cbm führt es bereits bei Gesunden zu Hustenreiz und Halskratzen.

Die Ozonkonzentrationen weisen an verschiedenen Orten manche Seltsamkeiten auf: An Plätzen mit hoher Luftverschmutzung von SO_2 und NO_x kann es erniedrigt auftreten, da es chemisch gebunden wird. Zeitweise kann daher in klassischen Reinluftgebieten eine höhere durchschnittliche Belastung mit Ozon auftreten als selbst an einer verkehrsreichen Innenstadtkreuzung!

1994 wurde eine Studie der Universität München und des Bayerischen Umweltministeriums zur Ozonbelastung durchgeführt. Demnach traten an den verkehrsreichsten Plätzen Münchens tagsüber extrem hohe Ozon-Spitzenwerten auf, während sie in den Nachtstunden auf nahe Null zurückgingen. Der Grund lag in der (zeitverzögerten) chemischen Neutralisierung des Ozons durch andere Luftschadstoffe.

In Münchener Außenbezirken flachen sich diese starken Tagesschwankungen deutlich ab, zurück bleibt aber ein deutlich höherer Ozon-Mittelwert. Noch weiter "draußen" nivellierte sich die durchschnittliche Ozonkonzentration im Tagesgang weiter. So war es möglich, dass zu bestimmten Tageszeiten die Ozonkonzentration in einem Reinluftgebiet höher war als an einer verkehrsreichen Kreuzung. Gleichwohl treten aber nur an der verkehrsreichen Kreuzung die wirklich für den Asthmatiker gefährlichen Spitzenbelastungen der Luft mit Ozon auf.

In der Atmosphäre sind neben den erwähnten gasförmigen Schadstoffen weiterhin feste Schwebeteilchen zu beachten. Auch sie können für den Asthmatiker zum Problem werden, vor allem dann, wenn gleichzeitig eine körperliche Belastung durchgeführt wird.

Das Größenspektrum dieser Schwebeteilchen umfasst Partikel von submikroskopischen Größen, die nur aus wenigen Molekülen zusammengesetzt sind bis zu Regentropfen. In diesen sog. Aerosolen sind Salze, Staubkörner, Russteilchen und organische Bestandteile enthalten.

Die gasförmigen Schadstoffe sowie die Aerosolbelastung erhöhen in den Ballungszentren unserer Städte das Risiko für Asthma und Anstrengungsasthma.

Im Verhältnis zu individuell ausgelöster Schadstoffbelastung in Wohnräumen, insbesondere durch das Zigarettenrauchen, sind diese Risiken aber geringer einzuschätzen.

INFEKTE

Wenn bei einem Asthmatiker keine allergische Ursache festzustellen ist, scheidet ein exogenallergisches Asthma aus. Was bleibt, wird Infektasthma oder Intrinsic-Asthma oder auch endogenes Asthma genannt. Im Kindesalter kommt diese Asthmaform eher selten, nur in 10 – 15% der Fälle vor, im Erwachsenenalter aber gibt es vorwiegend Infektasthmatiker, Allergien stehen eher im Hintergrund. Gleichwohl führen Infekte auch bei allergischem Asthma häufig zu einer Verschlechterung.

PSYCHISCHE AUSLÖSER

In der Zeit unmittelbar nach dem Zweiten Weltkrieg entstanden zahlreiche Veröffentlichungen, die Asthma psychoanalytisch interpretierten. Der "unterdrückte Schrei nach der Mutter", der sich im Asthmaanfall äußern soll, die "nach innen gewendeten Tränen des nicht geliebten Kindes", die den vermehrten Schleim in den Atemwegen erklären sollen, wirkten vor allem auf medizinische Laien plausibel.

Heute werden diese Erklärungsmodelle, die von einem veränderten Persönlichkeitsbild des Asthmatikers ausgehen, nicht mehr ernsthaft diskutiert.

Gleichwohl kommt den psychologischen Faktoren bei der Bewältigung von Asthma und Anstrengungsasthma eine entscheidende Bedeutung zu. Anders als in der erwähnten vorwissenschaftlichen Psychologie mit ihren absonderlichen psychoanalytischen Spekulationen zeigen neuere Untersuchungen, dass die Bewältigung von Asthma und Anstrengungsasthma dann gelingen kann, wenn verhaltenstherapeutische und verhaltensmedizinische Behandlungskonzepte zum Zug kommen.

Psychologische Hilfen können in diesem Rahmen bewirken, dass asthmaauslösende Situationen gerade in der Sportstunde richtig wahrgenommen werden können und Asthma im täglichen Leben in den Griff zu bekommen ist.

4

Literatur

Lau S. Et al. (2000): Early exposure to house dust mite and cat allergens and the development of childhood asthma, Lancet 356, 1392–1397.

Lecheler J.: Hochgebirgsklima. in: Petro W. (Hrsg.) (2000): Pneumologische Prävention und Rehabilitation. Springer Verlag Berlin Heidelberg.

Von Mutius E. (2001): Infection: friend or foe in the development of atopy and asthma? The epidemiologic evidence. Eur Resp J 2001, 18, 872–881.

Von Mutius E. (2000): The environmental predictors of allergic diseases. J Allergy and Clin Immunol 105, 9–19.

Nowak D; von Mutius (2004): Asthma bronchiale im Kindes- und Erwachsenenalter: Risikofaktoren, Diagnose, Standardtherapie. Dtsch Med Wochenschr 2004 Mar 5;129(10):509–16.

Reinhard D. (Hrsg.) (1999): Asthma bronchiale im Kindesalter (3. Auflage). Springer Verlag Berlin Heidelberg.

Voshaar TH; Heyder J; Kohler D; Krug N; Nowak D; Scheuch G; Schulz H; Witt C (2005): Partikulare Luftverunreinigung und ihre Folgen fuer die menschliche Gesundheit. Stellungnahme der deutschen Gesellschaft fur Pneumologie (DGP) zur aktuellen Feinstaub-Diskussion. Pneumologie 2005 Jul; 59(7), 470–6.

Wahn U., von Mutius E. (2001): Childhood risk factors for atopy and the importance of early intervention. J Allergy Clin Immunol 107, 567–574.

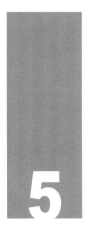

5 Der Weg zur sicheren Diagnose

Unter Asthma versteht man eine Verengung (Obstruktion) der Atemwege, die akut oder schleichend verläuft, kurzzeitig oder anhaltend, bedrohlich oder nicht bedrohlich sein kann. Eine genaue Diagnose des jeweilig aktuellen Zustandes ist daher die Grundvoraussetzung für eine optimale Behandlung Dies gilt sowohl für die Dauertherapie, als auch dann, wenn im akuten Fall aufgrund einer plötzlich auftretenden Atemwegsverengung Notfallbehandlungen erforderlich sind.

Glücklicherweise sind wir heute in der Lage, durch geeignete Messapparaturen relativ unkompliziert und vor allem risikolos den jeweiligen Obstruktionsgrad der Atemwege innerhalb weniger Minuten zu bestimmen. Trotzdem ersetzen noch so gute Apparaturen nicht den Wert einer gründlichen Erhebung der Vorgeschichte der Erkrankung durch einen erfahrenen Arzt und auch nicht die gründliche körperliche Untersuchung des asthmakranken Patienten.

LUNGENFUNKTIONSUNTERSUCHUNG

Drei Methoden der Lungenfunktionsmessung sind heute von besonderer Bedeutung:

● Beim sog. **Tiffeneau-Manöver** oder Tiffeneau-Test atmet der Patient nach maximaler Einatmung so schnell er kann das gesamte Lungenvolumen in einen Messapparat.

Der Atemmessapparat (Spirometer) erstellt ein Volumen-Zeit-Diagramm, das aufzeigt, wieviel Prozent seines Lungenvolumens der Patient in der ersten Sekunde ausatmen kann. Diese so genannte Einsekunden-Kapazität (=FEV1) gibt Aufschluss darüber, wie durchgängig das Bronchialsystem ist und ob eine Verlegung der Atemwege den Luftstrom zu den Lungenbläschen behindert.

Die Einschränkung der Ein-Sekunden-Kapazität zeigt eine "obstruktive Ventilationsstörung" an.

● Mit Hilfe des **Spirometers** lässt sich noch eine weitere, noch wertvollere Berechnung anstellen und ein Fluss-Volumen-Diagramm erstellen.

Das Fluss-Volumen-Diagramm misst während einer maximalen Ausatmung die Flussstärken während der gesamten Ausatmungsphase. Normalerweise ist der Ausatemfluss am Beginn der Ausatmung am größten und nimmt am Ende des ausatembaren Lungenvolumens ab.

Der Spitzenfluss am Anfang der maximalen Ausatmung wird im Englischen "Peak-Flow" genannt und hat sich mittlerweile auch im Deutschen eingebürgert.

Der Peak-Flow-Wert sowie die weiteren Werte der Fluss-Volumen-Kurve geben Aufschluss über den Verengungsgrad der einzelnen Abschnitte des Atemwegssystems.

Sowohl das Volumen-Zeit-Diagramm als auch das Fluss-Volumen-Diagramm lassen sich mit relativ einfachen Messgeräten in der Arztpraxis bestimmen. Allerdings ist diese Mess-methode mitarbeitsabhängig und bedarf sowohl von Seiten des Patienten sowie des Untersuchers einer gewissen Übung.

DIE PEAK-FLOW-MESSUNG ZU HAUSE

Den Peak-Flow-Wert alleine kann der Patient auch mittels des Peak-Flow-Meters zu Hause bestimmen. Die Handhabung dieses kleinen Gerätes ist denkbar einfach: Nach tiefer Ein-atmung – am besten im Stehen – wird so kräftig wie möglich in das Gerät hinein-gepustet – ungefähr so, wie wenn man von größerer Entfernung eine Kerze ausblasen will. Das Peak-Flow-Meter misst den entste-henden maximalen Atemfluss.

Für einen 40jährigen, normal großen und schweren Mann beträgt der Peak-Flow-Wert normalerweise 550 l/min., für eine Frau im gleichen Alter 450 l/min. und für ein 140 cm großes Kind 300 l/min. Bei beginnender Atemnot verschlechtern sich die Werte.

Mit dem Peak-Flow-Meter lassen sich Tages, Wochen- und Monatsprofile erstellen. Die relative Ungenauigkeit des Messvorgangs wird dadurch teilweise wettgemacht, dass der Wert auf einfachste Weise mehrfach täg-lich erhoben werden kann. Der Patient kann mit dem Peak-Flow-Meter:

● seine aktuelle Lungenfunktion bestimmen und damit Selbsttäuschungen vorbeugen, nicht zuletzt bei Sport von entscheidender Bedeutung

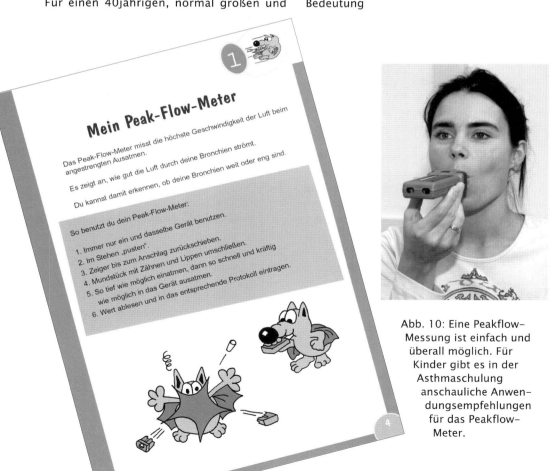

Mein Peak-Flow-Meter

Das Peak-Flow-Meter misst die höchste Geschwindigkeit der Luft beim angestrengten Ausatmen.

Es zeigt an, wie gut die Luft durch deine Bronchien strömt.

Du kannst damit erkennen, ob deine Bronchien weit oder eng sind.

So benutzt du dein Peak-Flow-Meter:

1. Immer nur ein und dasselbe Gerät benutzen.
2. Im Stehen „pusten".
3. Zeiger bis zum Anschlag zurückschieben.
4. Mundstück mit Zähnen und Lippen umschließen.
5. So tief wie möglich einatmen, dann so schnell und kräftig wie möglich in das Gerät ausatmen.
6. Wert ablesen und in das entsprechende Protokoll eintragen.

Abb. 10: Eine Peakflow-Messung ist einfach und überall möglich. Für Kinder gibt es in der Asthmaschulung anschauliche Anwendungsempfehlungen für das Peakflow-Meter.

• bei Verschlechterungen (Peak-Flow-Abfall) die vorher mit dem Arzt abgesprochenen Änderungen der Medikation vornehmen
• bei unklaren Allergien z.B. während der Pollenflugzeit oder auch am Arbeitsplatz eine Art Diagnosehilfe haben
• die Wirkung bronchialerweiternder Medikamente selbst messen

Der Gerätetyp ist unwichtig, da die Messgenauigkeit bei allen Geräten nicht höchsten Ansprüchen genügt. Wichtig ist es aber, dass der Patient immer dasselbe Gerät benutzt. Nur dann kann er die Veränderung zu den vor her gemessenen Werten sinnvoll beurteilen.

• Ein vergleichsweise aufwendiger Apparat zur Lungenfunktionsbeurteilung ist der **Ganzkörperplethysmograph (Bodyplethysmograph)**. Mit diesem Gerät wird der Atemwegswiderstand bestimmt und damit in Minutenschnelle eine exakte Bestimmung der Obstruktion der Atemwege herbeigeführt.
Der Patient sitzt bei diesem Messvorgang in einem hermetisch verschlossenen Kasten, der aussieht wie eine Telefonzelle und atmet in ein Mundstück, das die Atemstromstärke misst. Druckschwankungen in der Kammer, die durch die Atembewegungen des Brustkorbes entstehen, werden in Beziehung zur Stärke des Atmungsstroms gesetzt. Ein Computer errechnet aus diesen Werten die Weite des Atemwegssystems.
Diese Methode ist nicht nur besonders genau, sondern hat auch den Vorteil, dass der Patient sich nicht anstrengen muss, da die Messung bei Ruheatmung vorgenommen wird. Sie ist deswegen auch im Gegensatz zu den Bestimmungen der Ein-Sekunden-Kapazität und der Fluss-Volumen-Kurve ziemlich unabhängig von der Mitarbeit des Patienten.
Noch einen Vorteil hat die Bodyplethysmographie: Mit ihr lässt sich auch das Ausmaß der Überblähung des Brustkorbes beziehungsweise das Gasvolumen im Innern des Brustkorbes bestimmen.

Leider ist der Bodyplethysmograph relativ teuer, so dass er vorwiegend in den Asthmaambulanzen der Krankenhäuser bzw. bei den niedergelassenen Pneumologen, weniger in den Praxen der niedergelassenen Allgemein- bzw. Kinder-Ärzte zu finden ist.

DER BRONCHOLYSETEST

Fällt während der Lungenfunktionsmessung eine Obstruktion der Atemwege auf, soll ein Broncholysetest oder Brochospasmolysetest durchgeführt werden.
Dabei inhaliert der Patient ein Medikament, das die Bronchien erweitern kann, in der Regel ein Beta-Sympathikomimetikum. Die Lungenfunktion wird zehn Minuten danach nochmals gemessen.
Der Broncholysetest zeigt an, inwieweit die Bronchialobstruktion durch den Einsatz von Beta-Sympathikomimetika rückgängig zu machen ist.
Daraus lassen sich wesentliche Rückschlüss für den Einsatz antiasthmatisch wirkender Medikamente ziehen.

BLUTGASANALYSE

Für die Blutgasanalyse wird durch einen kleinen Einstich am Ohrläppchen einige Tropfen Blut (Kapillarblut) abgenommen, in dem anschließend der Gehalt von Sauerstoff- und Kohlendioxid bestimmt wird.
Diese Gasanalyse ist von großem Wert bei fortgeschrittenem Asthmaschweregrad: Lunge und Atemwege haben vor allem die Aufgabe, dem Körper Sauerstoff zuzuführen und Kohlendioxid abzugeben. Mit der Blutgasanalyse lässt sich die Auswirkung der Atemwegsobstruktion auf den Gasaustausch feststellen, z.B. Sauerstoffmangel im Blut.
Neben dieser Methode ist die Bestimmung der Sauerstoffkonzentration auch "unblutig" möglich: Bei der so genannten Pulsoxymetrie wird der Sauerstoffsättigung im Blut innerhalb von Sekunden durch einen Sensor – meist am Finger oder am Ohr – ermittelt. Ein weiterer Vorteil der Pulsoxymetrie: Veränderungen der Sauerstoffkonzentration über län-

gere Zeiträume, zum Beispiel während einer Schlafphase, können lückenlos aufgezeichnet werden.

PROVOKATIONSTESTS

Was macht der Arzt aber, wenn ein Patient zu ihm kommt, der von Asthmaattacken berichtet und der zum Zeitpunkt der Untersuchung beschwerdefrei ist?

In einem solchen Fall kann die Lungenfunktion vollkommen normal sein, dennoch kann aber ein schweres Asthma vorliegen. Aufschluss darüber geben Provokationstests. Dabei stehen verschiedene Möglichkeiten zur Verfügung:

● Der **Provokationstest mit Reizstoffen** (z.B. Histamin, Carbachol, Methacholin). Dabei atmet der Patient eine definierte Menge eines Reizstoffes ein, von dem bekannt ist, dass es ab einer bestimmten Konzentration zu einer Atemwegsobstruktion führt.

Vor und nach der Reizstoffinhalation wird die Lungenfunktion gemessen.

Nichtasthmatiker reagieren nicht auf diesen Reizstoff – zumindest nicht in der verwendeten Konzentration. Verschlechtert sich die Lungenfunktion nach der Testung, ergibt sich daraus der Hinweis auf eine Asthma–Grundkonstellation im Sinne der bronchialen Überempfindlichkeit.

Das Ganze klingt gefährlicher als es ist. Da diese Methoden gut standardisiert sind, lässt sich die Dosis des Reizstoffes exakt vorherbestimmen, so dass eine Gefährdung des Patienten vermieden werden kann. Meist wird dieser Test auch in mehreren Schritten durchgeführt, so dass eine beginnende Verengung des Atemwegssystems bereits gemessen werden kann, wenn der Patient noch nichts oder fast nichts merkt.

● Der **Provokationstest mit kalter Luft** über das sog. "Respiratory Heat Exchange System" (RHES) entspricht mehr einer "natürlicheren" Belastung. Dabei wird in Form einer vierminütigen Hyperventilation (willkürlichen

Mehratmung) bis –18° C kalte Luft eingeatmet und danach die Lungenfunktion wieder gemessen.

Sowohl mit der Reizstoffinhalation wie mit dem RHES gelingt es, den Grad der Überempfindlichkeit des Atemwegssystems einzuschätzen und damit auch eine prognostische Aussage zu gewinnen. Diese Tests sind zum einen sinnvoll bei der Anfangsdiagnostik, damit der Arzt sehen kann, welcher Schweregrad des Asthmas vorliegt, zum anderen auch bei der Kontrolle einer möglichen Dauertherapie, um die Frage beantworten zu können, ob Medikamente weggelassen oder auch hinzufügt werden müssen.

DIAGNOSTIK DES ANSTRENGUNGSASTHMAS

Bei systematischer standardisierter Untersuchung sämtlicher Kinder und Jugendlicher sowie junger Erwachsener mit Asthma in den vergangenen 10 Jahren im Asthmazentrum Jugenddorf Buchenhöhe in Berchtesgaden hat sich bei fast jedem Patienten eine anstrengungsinduzierte Bronchialobstruktion nachweisen lassen.

Wenn über Kurzatmigkeit, Atemnot, Giemen, Husten, Brustschmerzen oder Engegefühl in der Brust während oder nach Ende einer körperlichen Belastung berichtet wird, sollten die Patienten auf das Vorliegen eines Anstrengungsasthmas hin untersucht werden. Die wichtigsten Differentialdiagnosen zumindest im Kindes– und Jugendalter (Mukoviszidose, Emphysem, chronische Bronchitis, Bronchiektasien, Alveolitis, Lungenfibrosen oder auch Herzkrankheiten) sind relativ zur Asthmahäufigkeit selten und zeigen oft noch andere typische Symptome.

Angesichts der Häufigkeit der Asthmaerkrankung und der Bedeutung der körperlichen Anstrengung als Asthma–Auslöser gehören körperliche Belastungsuntersuchungen zur Basisuntersuchung zumindest bei Kindern und Jugendlichen.

In zahlreichen nationalen und internationalen Untersuchungen wurden bereits Standards definiert, die eine hohe Sicherheit der Testanordnung sowie eine optimale Aussagekraft erlauben. Die Testung mittels Laufband und die zuvor und anschließend durchgeführten Lungenfunktionskontrollen sind dabei der Maßstab.

WELCHE FRAGEN KANN DER LAUFBANDTEST BEANTWORTEN?

Abgesehen von wissenschaftlichen Untersuchungen wird die Belastungsuntersuchung mittels Laufbandtest bei folgenden Fragestellungen durchgeführt:

● Wenn der Patient keine Medikamente nimmt:
  ■ Liegt überhaupt Asthma und Anstrengungsasthma vor?
  ■ Läßt sich eine bronchiale Hyperreaktivität nachweisen?
  ■ Wenn Asthma und Anstrengungsasthma vorliegen: Wie hoch ist der Schweregrad?

● Wenn der Patient bereits unter antiasthmatischer Dauertherapie steht:
  ■ Schützt ihn die Dauertherapie (z.B. inha-

lative Steroide oder DNCG) ausreichend vor Anstrengungsasthma? Ist unter der bestehenden Dauertherapie Sport zu jeder Tageszeit uneingeschränkt möglich?
  ■ Muss die Therapie geändert oder angepasst werden? Ändert sich langfristig der Verlauf der bronchialen Hyperreaktivität?

● Wenn die Wirkung einer inhalativen Prämedikation (ggf. einschließlich Dauertherapie) beurteilt werden soll:
  ■ Lässt sich mit dem verwendeten Medikament eine ausreichende Schutzwirkung erzielen?

● Wenn die Sporttherapie adäquat gesteuert werden soll:
  ■ Wie ist der aktuelle Schweregrad des Anstrengungsasthmas?
  ■ Wie ist der Trainingszustand?

FAKTOREN, DIE DEN LAUFBAND-BELASTUNGSTEST BEEINFLUSSEN

Für die Diagnostik des Anstrengungsasthmas wird der Belastungstest auf dem Laufbandergometer von den meisten Autoren bevorzugt. Er hat sich auch im Asthmazentrum Jugenddorf Buchenhöhe seit über 10 Jahren bewährt. Seine Aussagekraft zeichnet sich durch hohe Sensitivität und gute Reproduzierbarkeit aus. Bei der Bewertung der Ergebnisse muss allerdings berücksichtigt werden, dass die anstrengungsinduzierte Obstruktion durch folgende Faktoren erheblich beeinflusst wird.

● **Belastungsintensität**
Das Ausmaß des Anstrengungsasthmas korreliert mit der Belastungsintensität während des Laufens. Intensivere Belastungen rufen eine stärkere Bronchokonstriktion hervor. Bei 6–8 Min. Belastungsdauer wird die Maximalreaktion der Atemwege bei etwa 80% der aeroben Leistungsfähigkeit erreicht und lässt sich nicht weiter steigern. Der asthmaauslösende Effekt ist dann am größten, wenn eine Sauerstoffaufnahme von 35 – 40 ml/kg Kör-

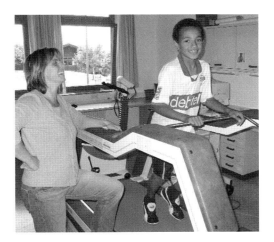

Abb. 12: Laufbandergometer: Vor allem für Kinder und Jugendliche besser geeignet als ein Fahrradergometer.

pergewicht erreicht wird. Als Faustregel kann gelten, dass hierzu 80 – 90% der maximalen Herzfrequenz (HF) erforderlich sind, die nach folgender Formel berechnet wird:

$$HF\ max = 209 - 0{,}74 \times Lebensalter$$
$$(in\ Jahren)$$

oder einfacher:

$$HF\ max = 220 - Lebensalter$$

Bei der Laufbandergometrie wird die Belastungsintensität sowohl durch die Steigung wie auch die Geschwindigkeit des Laufbandes gesteuert.

● **Belastungsdauer**
Der Grad des Anstrengungsasthmas wird auch durch die Belastungsdauer bestimmt. Bei einer Belastungsintensität von 80–90 % der maximalen aeroben Leistungsfähigkeit haben sich Belastungszeiten von 6 – 8 Minuten als optimal erwiesen.

● **Klimatische Einflüsse**
Zahlreiche Forschungsergebnisse belegen den Einfluss von Luftfeuchte und –temperatur auf das Anstrengungsasthma. Folgende Schlüsse lassen sich daraus ziehen:
   ▪ Die klimatischen Bedingungen im Lungenfunktionslabor sollten dokumentiert, bei wissenschaftlichen Untersuchungen auch kontrolliert werden.
   ▪ Es ist durchaus möglich, dass ein Kind im Labor bei Zimmertemperatur nicht mit Anstrengungsasthma reagiert, wohl aber beim Sport in der Halle, auf dem Sportplatz oder in kalter Umgebung wie beim Skilanglauf.

● **Die aktuelle bronchiale Hyperreaktivität**
Die Hyperreaktivität als dem Asthma zugrunde liegender Mechanismus wird mit dem Belastungstest gemessen. Änderungen der Überempfindlichkeit (spontan oder durch medikamentöse Therapie) beeinflussen die Atem-wegsreaktion in der Testphase, somit auch das Testergebnis.

● **Medikamentöse Therapie**
Wenn an der Asthmadiagnose Zweifel bestehen oder die maximale Atemwegsreaktion dokumentiert werden soll, sind möglichst alle Medikamente (nach Rücksprache mit dem behandelnden Arzt) vor der Testung abzusetzen.
Soll der Belastungstest die Effektivität einer antiasthmatischen Dauertherapie (z.B. DNCG, inhalative Steroide, retardiertes Theophyllin) belegen, muss diese Behandlung fortgeführt, kurz wirksame inhalative Betamimetika aber mindestens 4 Stunden vorher weggelassen werden. Die Einhaltung der Karenzzeiten (siehe Tabelle) beeinflusst das Testergebnis maßgeblich und muss vorher mit dem anfordernden Arzt genau festgelegt und eingehalten werden.

Karenzzeiten für Medikamente vor Belastungstest	
Kurzwirksame inhalative Beta–2–Sympathomimetika	8 Std.
Langwirksame inhalative Beta–2–Sympathikomimetika	24 Std.
Orale Beta–2–Sympathomimetika	12 Std.
Inhalative Parasympathikolytika	24 Std.
Theophyllin oral (retardiert)	48 Std.
DNCG inhalativ	48 Std.
Systemische Antihistaminika	48 Std.
Inhalative Kortikoide	2 Wochen

PRAKTISCHE DURCHFÜHRUNG DES LAUFBANDBELASTUNGSTESTS

Zur Bestimmung der körperlichen Leistungsfähigkeit werden Tests mit stufenförmiger Belastungssteigerung bevorzugt. Beim Anstrengungsasthmatest handelt es sich dagegen um die Erfassung einer spezifischen

CJD Asthmazentrum Berchtesgaden
Buchenhöhe 46, 83471 Berchtesgaden
Telefon: 08652/6000-111
Exercise Induced Asthma -Test

Name: _____ geb.: _____ Haus: _____

O ohne Therapie   O unter Therapie   O nach Prämedikation mit: _____

Medikamentöse Dauertherapie: _____
_____

Datum: _____ anfordernder Arzt: _____

Untersucher: _____   Testdatum: _____   Uhrzeit: _____

Laufband: Steigung: _____ % Geschwindigkeit: _____ km/h Strecke: _____ m **Freier Lauf:** _____ m

Letzte Medikamenteneinnahme: _____

Zeit (min)	0	1	2	3	4	5	6	7	8
Puls/min									

	FVC	FEV 1	MEF 50	sR 0,5	R5 Hz	R20 Hz	X5 Hz	F$_{res}$	SW
Sollwert									
Ausgangswert									
2 min nach									
5 min nach									
10 min nach									
15 min nach									
nach Lyse mit									

Auskultation: _____

	FVC	FEV 1	MEF 50	sR 0,5	R5 Hz	R20 Hz	X5Hz	F$_{res}$
Ausgangswert								
Funktionelles Minimum								
% Änderung								

Beurteilung: _____
_____
_____

Datum: _____   Unterschrift: _____

Stand: April 04

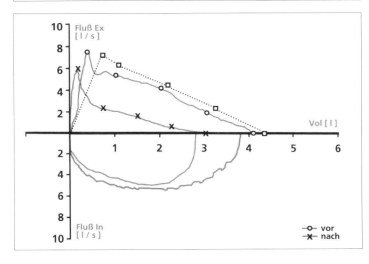

pathophysiologischen Reaktion auf eine Belastungsprovokation. Deswegen ist der stufenweise Anstieg der Belastung im Test ungeeignet, es muss ein Einstufentest durchgeführt werden.

Die Belastungsintensität soll mindestens im submaximalen Bereich liegen und so gewählt sein, dass eine Herzfrequenz entsprechend 80 – 90 % der maximalen aeroben Leistungsfähigkeit in den ersten zwei Minuten erreicht und dann gehalten wird. Dazu ist die möglichst genaue Einschätzung des Trainingszustandes des Probanden hilfreich. Sie gelingt dann, wenn man die Belastungsintensitäten im Alltag des Patienten in Erfahrung bringt, seine sportlichen Aktivitäten kennt sowie die Ruhe-Herzfrequenz berücksichtigt. Noch genauer ist der Rückgriff auf eine aktuelle Leistungsdiagnostik (Ergospirometrie), was aber nur in Ausnahmefällen möglich sein dürfte (z.B. bei Sportlern).

Abb. 13: Untersuchungsprotokoll eines standardisierten Belastungstests.

Abb. 14: Atemwegsreaktion nach einem Laufbandtest: Die Fluss-Volumen-Kurve zeigt ein schweres Anstrengungsasthma (Abfall des FEV1 um 43%).

Die Belastungsintensität auf dem Laufband korreliert mit der Laufbandsteigung und Bandgeschwindigkeit. Bei durchschnittlich trainierten Personen wird als Voreinstellung eine Steigung von 5 % empfohlen, die Band-Geschwindigkeit zwischen 8 - 10 km/h. Höhere Geschwindigkeiten können bei gut trainierten Jugendlichen nötig sein, erfordern aber hohe koordinative Fähigkeiten. Bei schlecht trainierten Personen wird eine höhere Laufbandsteigung von 9 % empfohlen und eine geringere Band-Geschwindigkeit von 5-7 km/h, was zügigem Gehen entspricht.

Als Sicherheitsvorkehrung für den Patienten ist das Festhalten an der Geländerstange des Laufbandes zulässig, ein Aufstützen bzw. Abstützen des Körpergewichtes ist aber nicht erlaubt.

Die übliche Belastungsdauer beträgt 6 Minuten, während bei gut trainierten Sportlern 8 oder 10 Minuten erforderlich sein können.

Vor Testbeginn wird eine kurze Anamnese erhoben hinsichtlich aktuellen Gesundheitszustands, Medikamenteneinnahme und kürzlich zurückliegender Belastungen. Eine kurze klinische Untersuchung, vor allem die Lungenauskultation darf ebenfalls nicht fehlen. Lungenfunktionsmessungen erfolgen vor Belastung sowie 2, 5, 10, 15 und 20 Min. nach Belastungsende.

Zu jedem Messzeitpunkt wird eine Flussvolumenkurve registriert, 5 und 10 Min. nach Belastungsende auch eine bodyplethysmographische Messung durchgeführt. Um Verfälschungen der Messergebnisse zu vermeiden, ist unbedingt ein beheizbarer Pneumotachograph erforderlich.

Vor jeder Lungenfunktionsmessung wird das Atemgeräusch auskultiert und dokumentiert. Fakultativ, besonders bei vermutetem oder bekanntem schweren Anstrengungsasthma, ist zusätzlich die kontinuierliche pulsoxymetrische Sauerstoffsättigungsmessung und -aufzeichnung empfehlenswert.

Fällt die Untersuchung positiv aus und ist ein Anstrengungsasthma nachgewiesen, muss eine Bronchospasmolyse mit einem inhalativen kurzwirksamen Betamimetikum erfolgen. Der Belastungstest wird vorzeitig beendet bei starker Erschöpfung sowie bei subjektiver Atemnot des Patienten, ggf. auch bei anderen objektivierbaren Symptomen (Giemen, Husten u.a.), ebenfalls bei auffälliger Tachykardie oder Bradykardie.

Bewertung der Testergebnisse

Entscheidend für die Beurteilung des Anstrengungsasthmas sind Lungenfunktionsmessungen, die gut reproduzierbar sind. Gut geeignet dazu ist die Bodyplethysmographie, ebenso hat sich die spirometrische Bestimmung der Flußvolumenkurve bewährt und aufgrund besserer Praktikabilität durchgesetzt. Als Leitparameter dient die Veränderung der Einsekundenkapazität (FEV1) gegenüber dem Ausgangswert. Dazu wird die Differenz des niedrigsten FEV1 (nach Belastung) zum Ausgangswert in Prozent nach folgender Formel berechnet:

$$\text{FEV1-Abfall} = \frac{\text{Ausgangs-FEV1 minus niedrigstes FEV1}}{\text{Ausgangs-FEV1}} \times 100\,\%$$

Der Test ist positiv, wenn FEV1 um 15% oder mehr gegenüber dem Ausgangswert abfällt. Ein leichtes Anstrengungsasthma liegt bei einem FEV1-Abfall von 15 - 20% vor, ein mittelschweres bei 21 - 40% und ein schweres Anstrengungsasthma bei einem FEV1-Abfall von über 40%.

Bodyplethysmographisches Positivkriterium ist der Anstieg des spezifischen Atemwegswiderstandes um mindestens 100% gegenüber dem Ausgangswert, aber auch jeder spezifische Atemwegswiderstand > 1,2 (bei normalem Ausgangswert). Außerdem ergibt die Bodyplethysmographie zusätzliche Hinweise auf eine mögliche pulmonale Überblähung. Die alleinige Registrierung des Peak-Flow-Wertes mit dem Peak-Flow-Meter zur Dokumentation des Testergebnisses ist nicht ausreichend.

Vorbereitung, Rahmenbedingungen, Sicherheitsvorkehrungen

Für die sichere und effiziente Durchführung von körperlichen Belastungstests gilt:

● Es soll eine ausagekräftige Bronchialreaktion erreicht werden.

● Die Untersuchung darf in keiner Weise für den Patienten schädlich sein.

Um beides zu erreichen, müssen folgende Richtlinien und Vorbedingungen erfüllt sein:

● Die Anamneseerhebung einschließlich allergologischer Vorgeschichte und besondere Gewichtung kardialer und pulmonaler Vorerkrankungen muss komplett sein. Sie muss auch Bewegungsgewohnheiten und belastungsabhängige Symptome mit einschließen.

● Es muss eine aktuelle und vollständige körperliche Untersuchung vorliegen.

● Die Fragestellung an den Belastungstest muss klar definiert sein.

● Der Patient (bzw. die Eltern) muss über Zweck und Ablauf der Untersuchung aufgeklärt sein, ggf. muss eine Einverständniserklärung der Erziehungsberechtigten vorliegen.

● Wenn möglich sollte eine komplette Lungenfunktionsdiagnostik einschließlich Bronchospasmolysetest schon zuvor erfolgt sein, um Informationen über die persönlichen Lungenfunktionsbestwerte zu haben.

● Kontraindikationen für den Test: Nicht erfolgen darf die Untersuchung bei akuten respiratorischen Infekten, Ruhedyspnoe, erheblicher vorbestehender Obstruktion (FEV1 unter 80% des individuellen Bestwertes). Bei normaler Lungenfunktion sind (leichte oder mäßige) obstruktionstypische Atemgeräusche bei der Auskultation keine Kontraindikation.

● Eine körperliche Belastung soll in den letzten 4 Std. vor dem Test nicht erfolgt sein. Der Patient kann sich in der Refraktärphase befinden, ein relevantes Anstrengungsasthma könnte dem Nachweis entgehen (falschnegatives Testergebnis).

● Ein Arzt (oder ein entsprechend qualifizierter Mitarbeiter), der mit dem Untersuchungsablauf, Lungenfunktionsmessungen und Notfallmaßnahmen bei schwerer Obstruktion vertraut ist, muss bei der Untersuchung anwesend sein. Notfallmedikamente, vor allem kurzwirksame inhalativen Beta-Sympathikomimetika, müssen vorgehalten werden. Da nicht nicht jede schwere Anstrengungsasthma – Reaktion mit einer Dosier-Aerosol-Inhalation ausreichend reversibel ist, sollte auch ein Inhalationsgerät vorhanden sein, mit dem Betamimetika auch hochdosiert inhaliert werden können.

● Bei herzgesunden Kindern und Jugendlichen ist die kontinuierliche EKG-Überwachung nicht erforderlich (gleiches gilt für Blutdruckkontrollen). Die Kontrolle der Herzfrequenz, z.B. mit einer Pulsuhr oder der Pulsoxymetrie ist in diesen Fällen ausreichend. Bei Erwachsenen wird ein EKG-Monitoring empfohlen.

● Notwendige Wiederholungsuntersuchungen bei unveränderter Fragestellung sollten erst frühestens nach einem Tag, aber möglichst innerhalb einer Woche erfolgen, möglichst zur gleichen Tageszeit. Auch sind alltagsnahe Rahmenbedingungen (z.B. Zeitpunkt des üblichen Schulsportes) sinnvoll.

Probleme bei der Lungenfunktionsbeurteilung

Bei schweren Formen des Asthmas kann die Flussvolumenkurve auch in stabilem Gesundheitszustand und bei subjektiver Beschwer-

| 1: Keine asthmatischen Beschwerden |
| 2: Leichte asthmatische Beschwerden |
| 3: Mittelschwere asthmatische Beschwerden |
| 4: Schwere asthmatische Beschwerden |

defreiheit eine Dauerobstruktion mit erniedrigten peripheren Flußwerten zeigen. Der Abfall des FEV1 kann dann grenzwertig (10 – 15%) ausfallen, obwohl ein Anstrengungsasthma klinisch zweifelsfrei vorliegt (z.B. durch den eindeutigen klinischen Befund oder den Auskultationsbefund).

Das Testergebnis ist dann ebenfalls positiv zu

bewerten, d.h. der Nachweis eines Anstrengungsasthmas ist als gegeben anzunehmen. Hilfreich ist in all diesen Fällen, die zusätzliche Beurteilung der Bodyplethysmographie sowie vor allem der peripheren Flussparameter der Flussvolumenkurve.

Einen besonderen Hinweis verdient, daß die alleinige Peak-Flow-Messung nicht selten falschnegative Befunde vortäuscht. Selbst bei mittelschwerer bronchialer Hyperreaktivität kann es sein, dass der Peak-Flow-Wert nach Belastung z.B. nur um 10 % absinkt, FEV1 sich aber um 20% und MEF50 sich gar um 30 – 40% gegenüber dem Ausgangswert vermindert. Dies verdeutlicht die Notwendigkeit, die Lungenfunktionsdiagnostik zum Nachweis des anstrengungsinduzierten Asthmas nicht nur auf die Peak-Flow-Messung zu reduzieren.

Schließlich soll noch darauf hingewiesen werden, dass mitarbeitsbedingte Artefakte von Seiten des Patienten entstehen können, die freilich möglichst zu vermeiden sind.

Besondere Bedeutung des Belastungstests für das Training der Selbstwahrnehmungskompetenz

Vor jedem Belastungstest erheben wir im Asthmazentrum Jugenddorf Buchenhöhe Angaben des Patienten über seine Selbstwahrnehmung hinsichtlich des Zustandes seines Bronchialsystems. Wir verwenden dazu die vierteilige Skala (Bewertungsstufen von 1 – 4) aus dem Asthma-Verhaltenstraining.

Diese Befunde geben Auskunft über die Fähigkeit des Patienten zur Selbstwahrnehmung und erlauben eine gute Beurteilung, wie er sich künftig verhalten wird. Viele Asthmatiker können obstruktiv bedingte Atemnot nicht von erschöpfungsbedingter Atemnot unterscheiden. Der Obstruktionsgrad wird bei Jungen häufig unterschätzt, bei Mädchen und jungen Frauen nicht selten überschätzt.

Folgende subjektive Bewertungsskala wird zur Vorgabe empfohlen: Es kommt durchaus vor, dass sich ein Junge mit einem FEV1-Abfall von 50 % nach einem Belastungstest eine 2 gibt, eine Patientin mit einem FEV1-Abfall von 10 % aber eine 4. Nach Kenntnis der Flussvolumenkurve gelingt es den meisten Patienten bereits leichter, die aktuelle Weite ihrer Bronchien einzuschätzen.

Am ehesten wird die Selbstwahrnehmung bei dem forcierten Exspirationsmanöver der Messung geschult. Die Qualität der Selbstwahrnehmung gibt wertvolle Hinweise für die Gestaltung der Sporttherapie oder für Schulungsnotwendigkeiten im Rahmen des Asthma-Verhaltenstrainings.

Alternativen zum standardisierten Laufbandbelastungstest

Bei jungen Kindern (unter 6 – 7 Jahren) kann alternativ zur Laufbandergometrie ein freier Lauftest im Gelände oder in einer Turnhalle durchgeführt werden. Ein erfahrener Untersucher kann eine geeignete Streckenlänge vorgeben, die in etwa 6 Minuten zu durchlaufen ist. Erfahrungsgemäß muss der Untersucher selbst das Tempo vorgeben und mit dem Kind laufen, um eine konstante Belastungsintensität zu gewährleisten. Ist eine Lungenfunktionsmessung noch nicht gut reproduzierbar, ist die Atemwegsreaktion anhand der klinischen Symptome (Husten, Giemen, Dyspnoe) und vor allem einer gründlichen Lungenauskultation zu beurteilen. Obwohl diese Testdurchführung nicht besonders gut zu standardisieren ist, kann sie klinische Bedeutung für die Therapie erlangen. Kinder und Jugendliche mit koordinativen Problemen auf dem Laufband können ebenfalls durch den freien Lauftest beurteilt werden.

Manche Sportler mit guter Ausdauerleistung reagieren im Lungenfunktionslabor auf dem Laufband nicht mit einer signifikanten bronchialen Obstruktion. Alternativ ist dann ein 'situativer Belastungstest' in der anamnestisch geschilderten Situation zu empfehlen (z.B. in der Sporthalle, Fahrradfahren im Gelände usw.). Bei der Lungenfunktionskontrolle eignen sich transportable Geräte mit der

Möglichkeit der Registrierung einer Flussvolumenkurve, evtl. ist in diesem Fall auch die Peak-Flow-Messung mit dem Peak-Flow-Meter vor Ort – wenn nichts anderes zur Verfügung steht – ausreichend. Mit diesem Verfahren ist gelegentlich auch bei negativem Laufbandergebnis ein Anstrengungsasthma nachweisbar, zumal die Belastung in der Sportpraxis häufig stärker asthmogen wirkt, als die Untersuchung unter Laborbedingungen.

Fazit

Der standardisierte Laufbandbelastungstest ist ein hervorragendes und sicheres Instrument zum Nachweis eines anstrengungsinduzierten Asthmas und damit auch der zugrunde liegenden bronchialen Hyperreaktivität. Insbesondere auch insofern, als die körperliche Belastung und die begleitende Hyperventilation einen physiologischen und gewissermaßen auch alltäglichen Reiz bzw. Asthmaauslöser darstellen. In der Hand des erfahrenen Untersuchers besteht kein gesundheitliches Risiko für den Probanden; der Nutzen für Diagnostik, Verlaufsbeurteilung und Therapiesteuerung ist dagegen durch keine andere Untersuchung in gleicher Weise zu erreichen. Besonders die Einbeziehung der Selbstwahrnehmung des Patienten bedeutet einen Informationsgewinn, der sinnvoll in Asthmaverhaltenstraining und sporttherapeutischer Arbeit umgesetzt werden kann.

ALLERGIEDIAGNOSTIK

Genau wie bei der Gesamtbeurteilung der Asthmaerkrankung steht auch bei der Allergiediagnostik eine gründliche Erhebung der Vorgeschichte (Anamnese) an erster Stelle jeder diagnostischen Bemühung.

Häufig sind die Beschwerden von allergischen Patienten so typisch, dass die Diagnostik nach der Anamneseerhebung abgeschlossen werden kann. Eine Patientin z.B. erzählt, dass sie zu Besuch bei Freunden ist, die eine Katze halten. Die Katze springt der Patientin auf den Schoß, unmittelbar darauf verspürt sie

heftiges Augenjucken und die Nase beginnt zu laufen. Nach wenigen Minuten bemerkt sie zusätzlich Atemnot. Die Diagnose einer Katzenhaarallergie ist mit diesen typischen Symptomen gesichert.

Aufwendiger ist das Herausfinden saisonaler Allergien (Pollen) oder der ganzjährig vorkommenden Allergene. Dennoch führen manche Hinweise, z.B. nächtliche Häufung von Asthmaattacken oder frühmorgendliche Niesanfälle bei Hausstaubmilbenallergie auf die richtige Spur. Weitere Diagnoseschritte sind dann aber immer notwendig, um ein abschließenden Urteil fällen zu können.

Allergietest auf der Haut: der Prick-Test: Als zweiter Diagnose-Schritt nach Erhebung der Vorgeschichte wird der Prick-Test als Standard angesehen. Er ist einfach und ungefährlich durchzuführen: Ein Tropfen einer Standard-Testlösung, die ein bestimmtes Allergen (z.B. Gräserpollen) enthält, wird auf die Haut aufgetropft. Am besten eignet sich eine haarlose Hautstelle, etwa die Innenseite der Unterarme, bei Kindern auch der Rücken. Mit einer speziellen Pricklanzette wird die Haut dann durch den Tropfen "geprickt", d.h. oberflächlich angeritzt. Die Reaktion wird 20 Minuten später abgelesen und beurteilt.

Immunologische Tests im Blut: Mittels Anamnese und korrekt durchgeführtem Prick-Hauttest lassen sich etwa 80 % aller Allergene aufspüren. Ein weiterer Baustein in der Allergiediagnostik besteht dann in der Bestimmung von Immunglobulinen im Blut.

Wie bereits erwähnt, ist die allergische Reaktion durch das Immunglobulin der Klasse E (IgE) vermittelt. Die Konzentration des IgE-Spiegels im Blut läßt sich mit einem einfachen Test bestimmen (Gesamt-IgE-Bestimmung, PRIST-Test). Das Ergebnis läßt Rückschlüsse darüber zu, ob allgemein eine allergische Bereitschaft des Körpers vorliegt.

Neben der Gesamt-IgE - Bestimmung lassen sich heute mittels RAST-Test (abgekürzt für Radio-Allergo-Sorbens-Test) auch spezielle

Untergruppen von IgE-Molekülen nachweisen, die jeweils auf bestimmte Allergene "abgerichtet" sind. Der RAST-Test ist nahezu für alle allergieauslösenden Stoffe möglich. Die Ergebnisse werden in vier Stufen oder "RAST-Klassen" (1-4) angegeben.

Allergenprovokationstests: Bei etwa fünf bis zehn Prozent der Allergiker sind Provokationstests notwendig, um das verantwortliche Allergen aufzuspüren. Dabei wird der fragliche allergieauslösende Stoff direkt dem Patienten zugeführt und dann die klinische Reaktion abgewartet. In der Regel sollte dabei der Teststoff an das Organ herangebracht werden, an dem eine Reaktion erwartet wird. Das kann die Nasenschleimhaut, die Augenbindehaut, das Atemwegssystem oder das Verdauungss-

system sein. Am häufigsten wird die nasale Testung durchgeführt. Dabei wird das Allergen mit einer Pipette auf die Nasenschleimhaut aufgebracht. Ein Niessreiz, vermehrte Nasensekretion, Schwellung oder Temperaturerhöhung an der Schleimhaut zeigen die Reaktion an.

Literatur

American Thoracic Society (2000): Guidelines for methacholine and exercise challenge testing. Am J Respir Crit Care Med,161, 309-329.

Anderson SD, Brannan JD (2003): Methods for indirect challenge testing including exercise, eucapnic voluntary hyperpnoea, and hypertonic aerosols. Clin Rev Allergy Immunol, 24:27-54.

Bar-Or O (1986): Die Praxis der Sportmedizin in der Kinderheilkunde. Springer-Verlag Berlin Heidelberg, 123-134.

Carlsen et al. (2000): Exercise-induced bronchoconstriction depends on exercise-load. Respir Med, 94:750-755.

Carlsen KH, Carlsen KCL (2002): Exercise-induced asthma. Paediatr Respir Rev, 3:154-160.

Dahlen B et al. (2001): The reproducibility and sample size requirements of exercise-induced bronchoconstriction measurements. Eur Respir J, 17:581-588.

Godfrey S et al. (1999): Cut-off points defining normal and asthmatic bronchial reactivity to exercise and inhalation challenges in children and young adults. Eur Respir J, 14 :659-668.

Hammer J, Ebner E (2005): Paediatric Pulmonary Function Testing. Karger-Verlag Basel,129-130.

Joos GF, O´Connor B; ERS Task Force (2003): Indirect airway challenges. Eur Respir J, 21:1050-1068.

Melani AS et al. (2003): Perception of dyspnoea during exercise-induced bronchoconstriction. Respir Med, 97:221-227.

Silverman M, Anderson SD (1972): Standardization of exercise test in asthmatic children. Arch Dis Child, 47:882-889.

Sterk PJ et al (1993): Airway responsiveness: Standardized challenge testing with pharmacological, physical and sensitizing stimuli in adults. Eur Respir J, 6 (suppl 16):53-83.

6 Medikamentöse Behandlung des Asthmas und Anstrengungsasthmas

Bis zur Zeit des zweiten Weltkrieges konnten Ärzte Ihren Asthmapatienten kaum wirksame Medikamente verschreiben. Der französische Dichter Marcel Proust, der 1922 an Asthma starb und selbst Sohn eines Arztes war, hat darüber berichtet. Gegen Asthmaanfälle nahm er Amylnitrit-Perlen, Trousseau-Pillen, Iodide, Belladonna, Eukalyptus sowie Adrenalin, das er mit einer Gummibirne inhalierte. Ständig wandte er Räuchermittel an, die mit ihren Dämpfen und Gerüchen die letzten Freunde vertrieben. Vor allem aber trank er Kaffee, immer wieder Kaffee, bis zu 17 Tassen täglich und war durch das Coffein ständig "unsicher auf den Beinen".

Wie Proust kämpften damals viele Asthmatiker erfolglos gegen die Krankheit an. Die Wende in der medikamentösen Behandlung kam erst in den Fünfziger Jahren, als Theophyllin (ein Koffein-Abkömmling) und Kortison in die Therapie eingeführt wurde. In den 60er Jahren folgte der nächste Fortschritt mit der Entwicklung der Beta-Sympathikomimetika, den bronchialerweiternden Medikamenten.

Heute verfügen wir über eine breite Palette von antiasthmatisch wirksamen Medikamenten, deren gezielte Anwendung dem Patienten entscheidend hilft, die in den Versorgungsleitlinien genannten Therapieziele zu erreichen.

Entsprechend dieser Leitlinien lassen sich folgende Therapieziele bezeichnen:

● Vermeidung von:
  ■ akuten und chronischen Krankheitserscheinungen (z.B. Symptome, Asthma-Anfälle),
  ■ einer krankheitsbedingten Beeinträchtigung der physischen, psychischen und geistigen Entwicklung bei Kindern und Jugendlichen,
  ■ einer krankheitsbedingten Beeinträchtigung der körperlichen und sozialen Aktivitäten im Alltag,
  ■ einer Progredienz der Krankheit,
  ■ unerwünschten Wirkungen der Therapie.

● Weiterhin wird angestrebt:
  ■ eine bestmögliche Lungenfunktion
  ■ eine Reduktion der bronchialen Hyperreagibilität.
  ■ eine Verbesserung der Asthma-bezogenen Lebensqualität
  ■ eine Reduktion der Asthma-bedingten Letalität

In der Folge werden die gegen die Atemwegsobstruktion wirkenden Medikamente vor allem im Hinblick auf die Vermeidung bzw. Behandlung des Anstrengungsasthmas dargestellt.

Asthmamedikamente werden in Controller (Dauermedikation zur Langzeitkontrolle) und in Reliever (Akut-/Bedarfsmedikation) unterteilt.

CONTROLLER
Schleimhautschützende und antientzündlich wirkende Medikamente zur Dauertherapie

Cromoglicinsäure (DNCG=DiNatrium-CromoGlykat)
DNCG ist ein nur lokal (örtlich) wirkendes Medikament, das allergische Reaktionen verhindern kann. Es wirkt ausschließlich vorbeugend, hilft also nicht bei einem akuten Anfall.
DNCG kann auch Anstrengungsasthma verhindern, wenn es vor sportlicher Betätigung

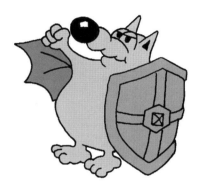

Abb.: 15 Asthmaschulung für Kinder und Jugendliche: Mit dem Symbol für DNCG soll die Schutzwirkung symbolisiert werden.

genommen wird. Der Schutz vor Anstrengungsasthma ist allerdings nicht komplett, vor allem dann nicht, wenn ein hoher Asthma-Schweregrad und ein starkes Anstrengungsasthma bestehen. Das Hauptanwendungsgebiet liegt damit bei leichteren Formen von Asthma und Anstrengungsasthma.

DNCG wird üblicherweise in Form eines Dosieraerosols oder einer Pulverkapsel inhaliert. Die volle Wirkung des DNCG wird 15 bis 30 Minuten nach Inhalation erreicht, sie hält zwei Stunden an, um dann abzunehmen. Soll eine Schutzwirkung den gesamten Tag über erreicht werden, muss DNCG in der Dauertherapie 4 x pro Tag inhaliert werden. Nach Erreichen der therapeutischen Wirkung kann

die Tagesdosis unter ärztlicher Anleitung schrittweise bis auf das zur Aufrechterhaltung der Symptomfreiheit erforderliche Maß reduziert werden. Ihre antientzündliche Wirkung ist im Vergleich zu den Kortikosteroiden wesentlich schwächer. Das ist auch das Problem dieses Medikamentes in der praktischen Anwendung.
Ein besonderer Vorteil des Medikamentes liegt jedoch darin, dass die Rate der Nebenwirkungen in der inzwischen über vierzigjährigen Beobachtungszeit extrem gering ist. Dies begründet auch seine Beliebtheit bei Kinderärzten.

Montelukast
Montelukast ist ein relativ neues Medikament, das Leukotrien-Rezeptoren blockt (=Leukotrien-Rezeptorantagonist). Leukotriene sind Mediatoren, die eine wesentliche Rolle im Entzündungsprozess der Bronchialschleimhaut spielen, indem sie die Entzündung verstärken und dadurch bronchokonstriktiv wirken. Durch Montelukast wird eine bronchodilatatorische Wirkung erzielt, die

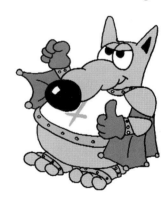

Abb. 16: Asthmaschulung für Kinder und Jugendliche: Mit dem Symbol für Montelukast soll die Schutzwirkung symbolisiert werden.

jedoch weit weniger stark ist wie bei den Beta-Sympathikomimetika. Der antientzündliche Effekt steht eher im Vordergrund und ist sowohl bei Erwachsenen als auch bei Kindern nachgewiesen.

Anstrengungsinduziertes Asthma ist vor allem im Kindes- und Jugendalter eine Hauptindikation für dieses Medikament. Es wird berichtet, dass Montelukast bei etwa 20–30% der Kinder und bei 40% der Erwachsenen nicht wirkt (sog. Non-responder). Möglicherweise ist dieses Nicht-Ansprechen jedoch nicht auf eine primäre pharmakologische Unwirksamkeit zurückzuführen, sondern darauf, dass Montelukast alleine oder in Kombination mit anderen Antiasthmatika in seiner antiinflammatorischen Wirkung bei höheren Schweregraden unzureichend ist.

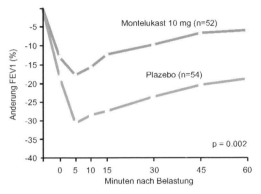

Abb. 17: Montelukast bei Belastungsasthma nach Leff et al.1998: Im Vergleich zu Placebo schwächt Montelukast das Anstrengungsasthma erheblich ab, ohne es jedoch komplett zuunterdrücken. Die Wirkung hält über 24 Stunden an.

Ein Vorteil für Montelukast ist die Wirkdauer von 24 Stunden, d.h. eine einmalige Einnahme als Kautablette abends reicht, um ein Kind am darauf folgenden Morgen während des Schulsportes vor Anstrengungsasthma zu schützen. Mit dieser nur einmal am Tag notwendigen Einnahme ist die Akzeptanz des Medikamentes im Vergleich zum DNCG deutlich größer. Nebenwirkungen wurden bisher nicht berichtet, sie sind mit denen von Placebo gleichzusetzen. Montelukast ist bereits für Kinder ab 2 Jahren zugelassen.
War bisher Montelukast in der Dauertherapie bei Kindern lediglich additiv zugelassen, wird

es in der neuesten Fassung der Nationalen Versorgungsleitlinien auch als Monotherapie bei Schweregrad 2 empfohlen.

Kortison zum Inhalieren

Kortikosteroide, kurz auch Kortison genannt, sind Hormone, die der Körper selbst in der Nebennierenrinde herstellt. Ohne diese Hormone ist der Körper nicht lebensfähig – sie steuern zum Beispiel die Nahrungsverwertung und die Salz- und Wasserausscheidung und beeinflussen entzündliche Prozesse.
Kortison stellt das wirkungsvollste Mittel gegen Asthma dar – ohne das viele Kranke Asthmaanfälle wahrscheinlich nicht überlebt hätten.

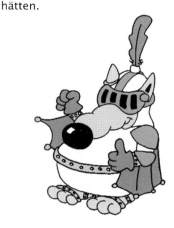

Abb. 18: Asthmaschulung für Kinder und Jugendliche: Mit dem Symbol für inhalierbares Kortison (Ritterrüstung/Panzer) soll die umfassende Schutzwirkung symbolisiert werden.

Die Wirkung des Kortisons auf die Atemwegsschleimhaut besteht in der Entzündungshemmung. Die verdickte, entzündete Schleimhaut schwillt ab und der Atemstrom kann ungehinderter fließen.
Mit der Abschwellung der entzündeten Schleimhaut bessern sich auch die durch den zähen Schleim hervorgerufenen Probleme: Die gesteigerte Schleimproduktion (Hyper-/Dyskrinie) wird normalisiert und die schleimbedingte Verstopfung der Atemwege (Mukostase) beseitigt.

Darüber hinaus eröffnet die antientzündliche Behandlung durch Kortison auch für andere Medikamente bessere Wirkungsmöglichkeiten, vor allem für die Beta-Sympathikomimetika.

Die Wirkung des inhalativen Kortisons auf das Anstrengungsasthma ist indirekt und zeitverzögert: Anstrengungsasthma lässt sich unter einer Dauertherapie deutlich reduzieren – eine Wirkung, die wiederum durch die Reduzierung der Überempfindlichkeit des Bronchialsystems erreicht wird. Es ist daher nicht ausreichend, inhalatives Kortison nur unmittelbar vor der Sportstunde zu nehmen. Eine akute Wirkung bei einem auftretenden Asthmaanfall ist ebenfalls nicht zu erwarten.

Den positiven, entzündungshemmenden Wirkungen, die Kortison am Atemwegssystem entfaltet, stehen aber unerwünschte Reaktionen gegenüber, die Kortison als körpereigenes Hormon an verschiedenen Stellen des Organismus bewirken kann. Die Entwicklung eines lokalen Kortisons, d.h. eines Kortisons, das durch Inhalation direkt an den Wirkungsort gelangt und auch nur dort wirkt, stellt deshalb einen großen Fortschritt dar: Bei der örtlichen Anwendung fallen Fernwirkungen erheblich weniger ins Gewicht. Zudem entsprechen die Kortisonmengen, die lokal in Form einer Inhalation angewendet werden müssen, nur ein Bruchteil der Menge, die bei einer Anwendung in Tablettenform notwendig ist, um dieselbe Wirkung auf die Atemwege zu erzielen. Diese Dosis liegt erheblich unter der Kortisonmenge, die der Körper in der Nebennierenrinde ohnehin täglich herstellt.

Dennoch lassen sich im Kindesalter Wachstumsverzögerungen durch Daueranwendungen des inhalativen Kortisons nicht vollständig ausschließen. Die Behandlung mit niedrigen Dosen – bis zu 400 µg Budesonid und 250 µg Fluticason (oder äquivalente Dosen anderer inhalativer Kortisondarreichungen) gelten jedoch auch im Kindesalter entsprechend aktueller Leitlinienempfehlung als sicher.

Lokale Nebenwirkungen des inhalierbaren Kortisons kommen selten vor: Ein weißlicher

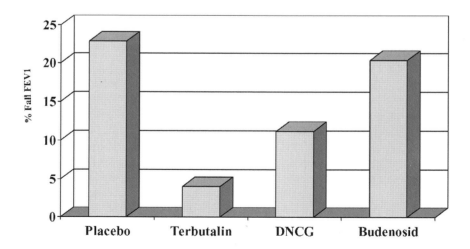

Abb. 19: Die Wirkung einer einmaligen Einnahme eines Medikamentes auf das Anstrengungsasthma kurz vor einer Sportstunde: Plazebo = keine Wirkung; kurzwirksames Beta-Sympathikomimetikum (Terbutalin): sehr gute Wirkung, Anstrengungsasthma wird fast unterbunden. Inhalatives Kortison = Keine Wirkung in diesem Fall (siehe Text). Die Wirkung des DNCG ist vorhanden, jedoch relativ schwach (nach Pichaipat 1995).

Zungenbelag als Ausdruck einer Soor-Besiedlung der Zunge sowie Heiserkeit. Diese Nebenwirkungen sind dann vermeidbar, wenn die Inhalation via Dosieraerosol über eine Inhalierhilfe, einen sog. Spacer geschieht und wenn nach der Inhalation der Mund ausgespült wird (oder ein Glas Wasser getrunken, oder eine Mahlzeit eingenommen wird).

pathikomimetika, die pharmakologisch ähnliche Wirkungen an der Bronchialschleimhaut entfalten wie die kurzwirksamen Beta-Sympathikomimetika, jedoch einen wesentlichen Unterschied aufweisen: Während die kurzwirksamen nur 3 bis höchsten 6 Stunden wirken, verlängert sich hier die Wirkung bis auf zwölf Stunden, sodass eine zweimalige Inha-

Substanz	Beispiele häufig verschriebener Arzneimittel mit dieser Substanz	Darreichungsform
Budesonid	Pulmicort, Miflonide, Novopulmon Novalizer	Dosieraerosol, Pulverinhalator, Inhalationslösung
Beclomethason	Sanasthmax, Junik	Pulverinhalator, Dosieraerosol
Mometason	Alvesco	Dosieraerosol
Fluticason	Flutide	Dosieraerosol, Pulverinhalator

Abb. 20: Inhalative Kortisonpräparate: Übersicht.

Die Inhalation mit Pulverinhalatoren ist meist aber die bessere Form der Inhalation: Die beschriebenen lokalen Nebenwirkungen treten dann praktisch kaum mehr auf, ausserdem sind fehlerhafte Inhalationen bei Pulverinhalationen deutlich seltener.

Langwirksame Beta-Sympathikomimetika
Formoterol und Salmeterol sind Beta-Sym-

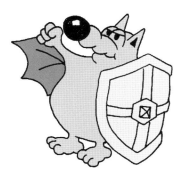

Abb. 21: Asthmaschulung für Kinder und Jugendliche: Mit dem Symbol für langwirksame Betasympathikomimetika soll die Wirkung symbolisiert werden.

lation dieser Medikamente ausreicht, um den Tagesbedarf abzudecken. Aufgrund dieser längeren Wirkungsdauer könnte man diese Medikamentengruppe auch als Controller einsetzen oder zumindest eine Sonderstellung zwischen Controllern und Relievern annehmen. Das gilt vor allem für Formoterol, dessen Wirkungseintritt innerhalb von wenigen Minuten sich nicht von einem kurzwirkenden Beta-Sympathikomimetikum unterscheidet, während der Wirkungseintritt von Salmeterol etwa 20 Minuten dauert.
Langwirksame Beta-Sympathikomimetika spielen insbesondere bei Kindern mit Anstrengungsasthma eine Rolle: Der lang über den Tag anhaltende Schutz lässt die bei Kindern spontanen und unplanbaren körperlichen Aktivitäten zu – ohne die Gefahr einer Bronchialobstruktion.

Kombinationspräparate von langwirksamen Beta-Sympathikamimetika und inhalativem Kortison zeigten in mehreren groß angelegten Studien eine überadditive Wirkung dieser beiden Medikamentengruppen. Sowohl Lun-

Substanz	Beispiele häufig verschriebener Arzneimittel mit dieser Substanz	Darreichungsform
Formoterol	Foradil, Oxis, Formatris	Pulverinhalator, Dosieraerosol
Salmeterol	Serevent	Pulverinhalator, Dosieraerosol

Abb. 22: Langwirksame Beta-Sympathikomimetika: Übersicht.

genfunktionswerte wie Asthma-Exacerbationen lassen sich damit nachhaltig und positiv beeinflussen. Allerdings gilt das für Erwachsene mehr als für Kinder: Bei den leichteren Verlaufsformen kommt man in der Regel mit weniger Medikation aus.

RELIEVER
Bronchialerweiternde Medikamente (Bronchospasmolytika)

Kurzwirksame Beta-Sympathikomimetika
Wird das sympathische Nervensystem bei Mensch oder Tier erregt, so lassen sich die Auswirkungen anschaulich an dem Modell "Tier auf der Flucht" vorstellen: Die Pupillen weiten sich, das Herz klopft schneller, die Atemwege sind maximal weit, die Muskulatur ist gut durchblutet, hingegen wird die Verdauungstätigkeit eingestellt.

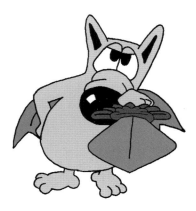

Abb. 23: Asthmaschulung für Kinder und Jugendliche: Mit dem Symbol für kurzwirksame Beta-Sympathikomimetika soll der rasche Wirkungseintritt symbolisiert werden.

Wegen des atemwegserweiternden Effektes wurden daher zunächst sympathikuserregende (sympathikomimetische) Medikamente in der Asthmatherapie eingesetzt. Als sehr wirkungsvoll erwies sich das Hormon Adrenalin, das die Atemwege stark erweitert.
Leider zeigt Adrenalin so erhebliche Nachteile und Nebenwirkungen, dass die erwünschten Wirkungen am Bronchialsystem dazu in keinem Verhältnis stehen: Adrenalin steigert z.B. gleichzeitige die Herzfrequenz bis zum Herzrasen und bringt für den Patienten ganz unangenehme Empfindungen mit sich.
Nach 1960 wurden auf der Grundlage von Adrenalin neuartige Medikamente entwickelt die ausschließlich auf die sympathischen Nerven ganz bestimmter Organsysteme wirken. Das gelang durch die Erkenntnis, dass einzelne Organe spezielle Schalt- und Empfangsstellen für das sympathische Nervensystem haben, die Rezeptoren genannt werden. Verschiedene Organe, zum Beispiel Herz und Atemwegssystem, haben dabei unterschiedliche Rezeptoren. Die Rezeptoren der Atemwege werden als Beta-2-Rezeptoren bezeichnet.
Der praktische Vorteil: Adrenalinabkömmlinge, die also nur die Beta-2-Rezeptoren erregen, führen nur zu einer Weitstellung der Atemwege und wirken nicht auf Herz und Kreislauf. Diese "Beta-2-Sympathikomimetika", vereinfacht auch Beta-Sympathikomimetika genannt, erweitern die Atemwege, indem sie die Spannung der glatten Atemwegsmuskulatur vermindern und den bestehenden Muskelspasmus aufheben. Die Entzündung selbst wird allerdings durch dieses Medikament nicht positiv beeinflusst.

Substanz	Beispiele häufig verschriebener Arzneimittel mit dieser Substanz	Darreichungsform
Salbutamol	Sultanol, Ventilastin, Salbulair, Salbu-Hexal, Salbutamol-ratio-pharm u.a.	Dosieraerosol, Pulverinhalator, Inhalationslösung, Tabletten (nur in Ausnahmefällen sinnvoll)
Terbutalin	Aerodur, Bricanyl	Pulverinhalator, Inhalationslösung
Fenoterol	Berotec	Dosieraerosol, Pulverinhalator

Abb. 24: Kurzwirksame Beta-Sympathikomimetika: Übersicht.

Der Wirkungseintritt der Beta-Sympathiko-mimetika ist unmittelbar, d.h. innerhalb von Sekunden oder Minuten nach Inhalation. Sie sollten für den Bedarfsfall (Asthmaanfall) daher vom Asthmatiker immer mitgeführt werden. Im Zusammenhang mit sportlicher Betätigung sind Beta-Sympathikomimetika für jeden Asthmaschweregrad unverzichtbar: Sie stellen die entscheidende Soforthilfe dar, wenn eine anstrengungsinduzierte Atemwegsobstruktion auftritt. Sie können aber auch vor der Sportstunde genommen werden und haben zusätzlich einen protektiven Effekt. Beta-Sympathikomimetika werden üblicherweise in Form von Dosier-Aerosolen oder Pulvern oder auch als Inhalationslösungen angewendet.

Kombinationspräparate aus DNCG und Beta-Sympathikomimetica können Synergien aus beiden Medikamentengruppen nutzen und sowohl vorbeugend wie akut wirken. Der Schutz vor dem Anstrengungsasthma durch diese Kombination ist stärker als durch ein Betamimetikum alleine und hält vermutlich länger vor

Anticholinergika (Parasympathikolytika)

Gegenspieler des sympathischen Nervensystems im menschlichen Körper ist das parasympathische Nervensystem. Theoretisch lässt sich eine ähnliche Wirkung erzielen, wenn der Sympathikus erregt oder der Parasympathikus geschwächt wird.
Auf letzterem Wirkungsprinzip beruhen die Anticholinergika oder Parasympathikolytika.

In der klinischen Praxis spielen sie jedoch eine untergeordnete Rolle, da sie alleine nach klinischer Erfahrung vor allem bei Anstrengungsasthma nicht die Wirkung der Beta-Sympathikomimetika erzielen können.

Theophyllin

Theophyllin ist ein Abkömmling des Koffeins. Kaffeetrinken, möglichst schwarz und möglichst stark wurde Asthmatikern schon immer empfohlen. Wie bereits erwähnt, benötigte der französische Schriftsteller Marcel Proust bis zu 17 Tassen Kaffee am Tage, um Erleichterung von seiner Atemnot zu verspüren. Die unangenehmen Nebenwirkungen dieser heroischen Therapie vor allem auf den Magen kann man sich unschwer vorstellen.

Theophyllin wirkt ähnlich wie Koffein bronchospasmolytisch. Nur werden nicht derartig riesige Mengen benötigt und die Nebenwirkungen (vor allem auf die Magenschleimhaut) sind bei den modernen Tablettenzubereitungen minimal. Theophyllin war deshalb in Deutschland wie in den meisten westlichen Industrieländern über lange Jahre das antiasthmatische Medikament schlechthin. Seine Popularität lag auch daran, dass es eines der ersten modernen Antiasthmatika war. Im Gegensatz zu einem Beta-Sympathikomimetikum, das mehrfach am Tag inhaliert werden muss, ist Theophyllin als Tablette weniger umständlich einzunehmen.
Erst als klar wurde, dass es zur Entzündungshemmung nicht viel beiträgt, wurde sein Wert

6

in der Asthmatherapie etwas kritischer gesehen. Dennoch bleibt Theophyllin bei mittelschwerem und schwerem Asthma noch immer eine Säule in der medikamentösen Behandlung. Theophyllin kann in der Dauertherapie Anstrengungsasthma verhindern, könnte sogar (als Lösung getrunken, damit es schnell in den Körper aufgenommen wird) im Notfall eingesetzt werden. Zwei Hübe mit einem Betamimetikum mittels Dosieraerosol sind im Notfall jedoch leichter zu nehmen. Außerdem tritt die Wirkung eines Beta-Sympathikomimetikums bereits nach wenigen Sekunden ein, während Theophyllin frühestens nach zwanzig Minuten zu wirken beginnt.

Systemische Kortisontherapie

Nur in vereinzelten Fällen mit schwerem Asthma ist es heute noch notwendig, eine systemische Kortisontherapie durchzuführen. Systemisch bedeutet, dass Kortison dem Körper als Tablette, Spritze oder Infusion zugeführt wird. Die Wirkung am Atemwegssystem erfolgt dann über das "System" des Blutkreislaufes.

Bei schwerem Asthma oder im Status asthmaticus reicht die Dosis der per Inhalation zugeführten Kortisonmenge für die Schleimhaut des Atemwegssystems nicht aus, so daß auch eine systemische Kortisontherapie als letzte und wirksamste Stufe der medikamentösen Therapie notwendig sein kann.

Ob schwere asthmakranke Patienten, die eine systemische Kortisontherapie benötigen, sich sportlich betätigen sollten, ist immer mit einem erfahrenen Arzt detailliert zu besprechen.

FIXE KOMBINATIONEN AUS CONTROLLERN UND RELIEVERN

Fixe Kombinationen aus Beta-Sympathikomimetika und Controllern (siehe Abb. 25) haben zunächst Nachteile, weil Patienten möglicherweise – vor allem in der Anfangsphase der therapeutischen Einstellung – in der Dosisanpassung der einzelnen Bestandteile der Kombination nicht exakt genug einstellbar sind.

Offenbar sind diese Nachteile aber eher theoretischer Natur: Die Verordnungspraxis geht

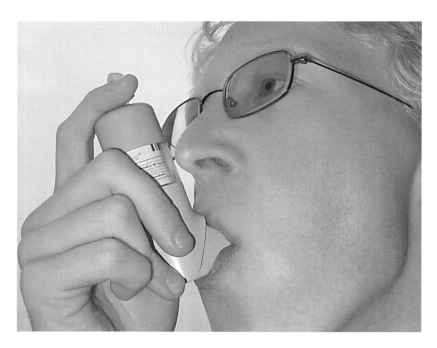

Abb. 24a: Ärzte können heute bei der Asthmatherapie zwischen einer Vielzahl verschiedener Dosieraerosolen und Pulverinhalatoren wählen.

Substanz	Beispiele häufig verschriebener Arzneimittel mit dieser Substanz	Darreichungsform
Reproterol + DNCG	Allergospasmin, Aarane	Dosieraerosol
Salmeterol + Fluticason	Viani	Pulverinhalator
Formeterol + Budesonid	Symbicort	Pulverinhalator

Abb. 25: Kombinationspräparate: Übersicht.

zurzeit eindeutig hin zum Kombinationspräparat. Zum einen lässt sich die in der Asthmatherapie häufig beklagte mangelhafte Compliance verbessern; zum anderen zeigen nahezu alle Kombinationspräparate einen überadditiven Effekt im Vergleich zur Einzeleinnahme der jeweiligen Bestandteile. Der funktionelle Synergismus von Controllern und Relievern scheint hier einen besonderen Vorteil zubieten.

Für die Vermeidung des Anstrengungsasthmas ist die Kombination von DNCG und Beta-2-Sympathomimetikum vorteilhaft, da sie effizienter als die Einzelsubstanzen ist und die Wirkung offenbar noch etwas länger anhält (siehe Abb. 26).

Ein vollständiger Schutz vor Anstrengungsasthma bei Kindern und Jugendlichen konnte durch diese Kombination in der klinischen Studie von der Arbeitsgruppe um von Berg nachgewiesen werden. Die FEV1-Werte fielen auch nach Laufbelastung nicht unterhalb der Werte vor Belastung.

EMPFEHLUNGEN ZUR MEDIKAMENTÖSEN STUFENTHERAPIE

Zur Pharmakotherapie des Asthmas wird entsprechend der Versorgungsleitlinien ein Stufenplan eingesetzt. Die Zahl der eingesetzten Medikamente sowie deren Dosierung und Applikationshäufigkeit wird dem Schweregrad der Erkrankung angepasst. Die Basis der Therapie bei persistierendem Asthma besteht in der regelmäßigen Anwendung eines antiinflammatorischen Medikaments.

Die Behandlung beginnt auf der Stufe, die dem augenblicklichen Schweregrad der Erkrankung entspricht. Falls keine adäquate Kontrolle erreicht wird, erfolgt der Übergang auf die nächsthöhere Stufe.

Alternativ orientiert sich die Behandlung an der Stufe über dem aktuellen Schweregrad, um eine möglichst rasche Asthmakontrolle zu erzielen. Nachdem diese erreicht wurde,

Abb. 26: Überadditive Effekte fixer Kombination (hier: Reproterol und DNCG). Kombinationswirkung im Vergleich zur Wirkung der Einzelsubstanzen.

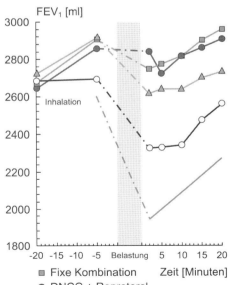

6

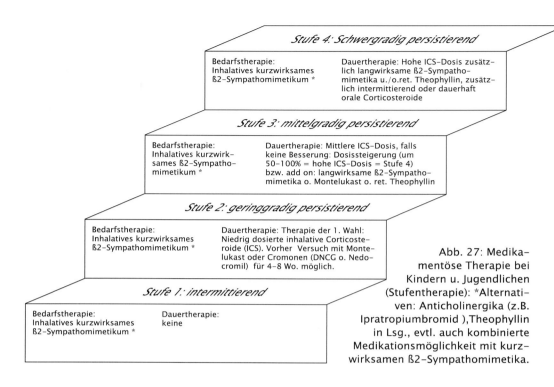

Stufe 4: Schwergradig persistierend

Bedarfstherapie:
Inhalatives kurzwirksames
ß2-Sympathomimetikum *

Dauertherapie: Hohe ICS-Dosis zusätzlich langwirksame ß2-Sympatho-
mimetika u./o.ret. Theophyllin, zusätzlich intermittierend oder dauerhaft
orale Corticosteroide

Stufe 3: mittelgradig persistierend

Bedarfstherapie:
Inhalatives kurzwirk-
sames ß2-Sympatho-
mimetikum *

Dauertherapie: Mittlere ICS-Dosis, falls
keine Besserung: Dosissteigerung (um
50-100% = hohe ICS-Dosis = Stufe 4)
bzw. add on: langwirksame ß2-Sympatho-
mimetika o. Montelukast o. ret. Theophyllin

Stufe 2: geringgradig persistierend

Bedarfstherapie:
Inhalatives kurzwirksames
ß2-Sympathomimetikum *

Dauertherapie: Therapie der 1. Wahl:
Niedrig dosierte inhalative Corticosteroide (ICS). Vorher Versuch mit Montelukast oder Cromonen (DNCG o. Nedocromil) für 4-8 Wo. möglich.

Stufe 1: intermittierend

Bedarfstherapie:
Inhalatives kurzwirksames
ß2-Sympathomimetikum *

Dauertherapie:
keine

Abb. 27: Medika-
mentöse Therapie bei
Kindern u. Jugendlichen
(Stufentherapie): *Alternati-
ven: Anticholinergika (z.B.
Ipratropiumbromid),Theophyllin
in Lsg., evtl. auch kombinierte
Medikationsmöglichkeit mit kurzwirksamen ß2-Sympathomimetika.

erfolgt der Rückgang auf die nächsttiefere Stufe für die Langzeittherapie.

Falls keine ausreichende Krankheitskontrolle mit der Initialtherapie (z. B. innerhalb eines Zeitraumes von 1 Monat) erzielt wird, sollte die Behandlung überprüft und immer auch die Diagnose überdacht, ggf. die Diagnostik wiederholt bzw. erweitert werden.

Liegt trotz der Behandlung noch Anstrengungsasthma vor, sollte die Therapie überprüft und angepasst werden.

Zusätzlich zu den Stufenschemata sind dann bei Patienten, die bereits mit inhalativen Kortison behandelt werden, folgende Therapiemöglichkeiten in Betracht zu ziehen:

● Unmittelbar vor körperlicher Belastung sollen inhalative, kurzwirksame Beta Sympathikomimetika inhaliert werden, ggf. auch eine Kombination aus DNCG und einem Kurzwirksamen Beta-Sympathikomimetikum.

● Als Alternative dazu ist der Einsatz von langwirksamen Beta-Sympathomimetika oder von Montelukast zu erwägen.

Abb. 27 zeigt den Stufenplan zur medikamentösen Asthmatherapie bei Kindern und Jugendlichen nach dem aktuellen Stand der Leitlinien.

Abb. 28 zeigt den Stufenplan der medikamentösen Asthmatherapie bei Erwachsenen nach dem aktuellen Stand der Leitlinien.

HÄUFIG VERWENDETE MEDIKAMENTE OHNE WIRKUNG AUF DAS ANSTRENGUNGSASTHMA
Schleimlösende Mittel (Sekretolytica)
Bei einer dem Stufenplan entsprechenden entzündungshemmenden und bronchospasmolytischen Therapie kommt es zu einer Rückbildung der entzündlich geschwollenen Bronchialschleimhaut und zu einer Reduzierung des zähen Bronchialschleims. Eine Dauertherapie mit schleimlösenden Medikamenten ist daher nicht unbedingt erforderlich. Andererseits könnten vor allem bei Infekten mit verstärktem Husten und Auswurf zusätzlich diese Medikamente mit einem (allerdings

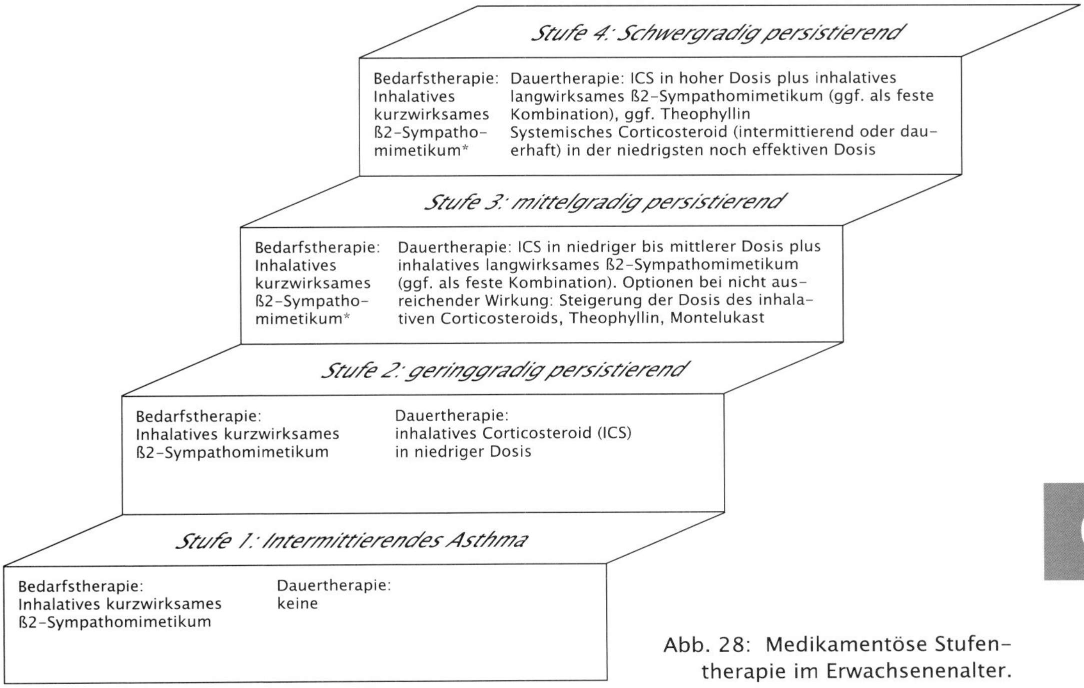

Stufe 4: Schwergradig persistierend

| Bedarfstherapie: Inhalatives kurzwirksames ß2-Sympatho-mimetikum* | Dauertherapie: ICS in hoher Dosis plus inhalatives langwirksames ß2-Sympathomimetikum (ggf. als feste Kombination), ggf. Theophyllin Systemisches Corticosteroid (intermittierend oder dau-erhaft) in der niedrigsten noch effektiven Dosis |

Stufe 3: mittelgradig persistierend

| Bedarfstherapie: Inhalatives kurzwirksames ß2-Sympatho-mimetikum* | Dauertherapie: ICS in niedriger bis mittlerer Dosis plus inhalatives langwirksames ß2-Sympathomimetikum (ggf. als feste Kombination). Optionen bei nicht aus-reichender Wirkung: Steigerung der Dosis des inhala-tiven Corticosteroids, Theophyllin, Montelukast |

Stufe 2: geringgradig persistierend

| Bedarfstherapie: Inhalatives kurzwirksames ß2-Sympathomimetikum | Dauertherapie: inhalatives Corticosteroid (ICS) in niedriger Dosis |

Stufe 1: Intermittierendes Asthma

| Bedarfstherapie: Inhalatives kurzwirksames ß2-Sympathomimetikum | Dauertherapie: keine |

Abb. 28: Medikamentöse Stufentherapie im Erwachsenenalter.

bescheidenen) Gewinn eingesetzt werden. Durch dieses Medikament wird Anstrengungs-asthma weder vorgebeugt noch ausreichend behandelt.

Hustenblocker (z.B. Codein)

"Produktiver" Husten kann ein sinnvoller Mechanismus sein, wenn er dazu führt, dass Bronchialschleim aus den Atemwegen entfernt wird. Ihn dann zu unterdrücken, ist unsinnig, da damit das Reinigungssystem des Bron-chialsystems behindert wird.

Andererseits kann ein trockener, nicht pro-duktiver Reizhusten nicht nur qualvoll sein, sondern auch selbst zu einer Bronchialob-struktion beitragen. In diesen Fällen ist es sinnvoll, den Hustenreiz zu blockieren. Codein dämpft das Hustenzentrum im Gehirn und unterdrückt damit den Hustenreiz.

Antibiotika

Antibiotika töten Bakterien ab, die im Körper Entzündungen verursachen können. Die Ent-zündung der Schleimhaut des Atemwegssys-tems, die zu Asthma führt, wird jedoch nicht durch Bakterien hervorgerufen. Kommt es zu einer infektbedingten Verschlechterung, so sind in überwiegender Mehrzahl der Fälle nicht Bakterien, sondern Viren die Infek-tionserreger. Gegen Viren helfen aber Anti-biotika nicht. Eine anstrengungsbedingte Atemwegsobstruktion wird durch Antibiotika nicht beeinflusst.

Beruhigungsmittel

Unter der Vorstellung, dass Asthmapatienten leicht in Angst und Panik geraten können, wurden früher nicht selten Beruhigungsmit-tel verwendet. Abgesehen davon, dass dem Betroffenen wirksamere Möglichkeiten zur Entspannung und Angstvermeidung zur Ver-fügung stehen, können Beruhigungsmittel auch schaden, indem sie die Atmung unter-drücken. Sie haben also keinen Stellenwert in der Asthmatherapie und damit auch nicht in der Bekämpfung des Anstrengungsasthmas.

Literatur

Anderson G.P. et al. (1994): Why are long-acting betaadrenoceptor long-acting? Eur. Respir. J.; 7, 569-578.

Barnes P.J. et al. (1998): Efficacy and safety of inhaled corticosteroids. New developments: Am J Respir Crit Care Med; 157 (3 Pt2), 1-53.

Berdel D. (Hrsg.) (2002): Asthmatherapie bei Kindern und Jugendlichen. Unimed Verlag, Bremen.

Berg v. A. & Berdel D. (1989): Formoterol and Salbutamol Metered Aerosols: Comparsion of a new and a established Beta-2-Agonist for their bronchodilating, Efficacy in the Treatment of Child hood bronchial Asthma. Pediatr. Pulmonol; 7, 89-93.

Berg v. A. & Berdel D. (1990): Efficacy of Formoterol Metered Aerosol in Children. Lung 168 (Supplement), 90-98.

Berg v. A. et al. (2002): Intraindividuelle, randomisierte Doppelblindstudie zum Vergleich des protektiven Effektes zwischen verschiedenen Anwendungsformen von DNCG und Reproterol bei Kindern mit Anstrengungsasthma. Allergologie 25 (11), 557-564.

Bousquet DJ, D Urzo A, Hebert J et al. (2000): Comparsion of the efficacy an safety of mometasone furoate dry powder inhaler to budesonide Turbohaler. EurRespir J 16, 808-16.

Kardos P. et al. (2005): Leitlinie zur Diagnostik und Therapie von Asthma (Hrg: Deutsche Atemwegsliga und Deutsche Gesellschaft für Pneumologie). Thieme Verlag Stuttgart.

Leff JA, Busse WW, Pearlman D, et al. (1998): Montelukast, a leukotriene-receptor antagonist, for the treatment of mild asthma and exercise-induced bronchoconstriction. N Engl J Med, 339(3), 147-52.

Novembre E, Frongia GF, Veneruso G, et al. (1994): Inhibition of exercise-induced-asthma (EIA) by nedocromil sodium and sodium cromoglycate in children. Pediatr Allergy Immunol, 5(2), 107-10.

Pauwels RA et al (1997): Effect of inhaled formoterol and budesonid on exacerbations of asthma. N.Engl. J. Med; 337(20), 1405-1411.

Pichaipat V, Tongpenyai Y, Nerntong T, et al. (1995) : The protective effect of inhaled terbutaline, sodium cromoglycate and budesonide on exercise-induced asthma in children. J Med Assoc Thai , 78(10), 505-8.

Reinhardt D. (1999): Asthma bronchiale im Kindesalter. Springer Verlag Berlin, Heidelberg, New York.

Ukena D., K. Rabe (1999): Inhalative Glukokortikoide zur Therapie obstruktiver Ventilationsstörungen. UNI-MED Verlag AG.

INHALIEREN – ABER RICHTIG

Viele antiasthmatische Medikamente können in Aerosolform inhaliert werden. Die Möglichkeit der Inhalationstherapie besitzt gegenüber der Einnahme von Arzneimitteln in Tablettenform zwei entscheidende Vorteile: Zum einen gelangen die wirksamen Stoffe direkt in das betroffene Organ, also in die Atemwege, ohne dass das Medikament den Umweg über den Blutkreislauf nehmen muss.

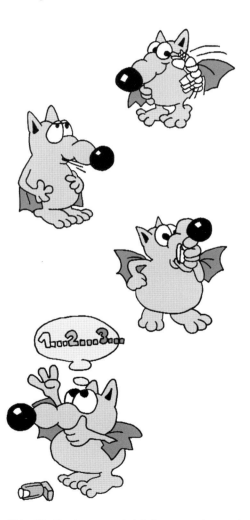

Abb. 29: Dosieraerosol richtig anwenden: gut schütteln, locker, aber tief ausatmen, gleichzeitig Hub auslösen und langsam und tief einatmen, 5 Sekunden die Luft anhalten.

Dadurch lassen sich mit relativ kleinen Arzneimittelmengen hohe örtliche Konzentrationen und gute therapeutische Effekte erzielen. Folgende Möglichkeiten gibt es, ein antiasthmatisch wirkendes Medikament zu inhalieren:

Dosieraerosole

Die bislang verbreitete Inhalationsform stellen Dosieraerosole dar. Das Dosieraerosol enthält das Medikament in einer besonders aufbereiteten Form in einer unter Druck stehenden kleinen Spraydose. Dabei ist das Medikament mit einem Treibgas vermischt. Durch Druck wird ein Sprühstoß (Hub) ausgelöst und eine definierte Menge des Medikaments mittels Treibgas freigesetzt, die der Patient dann inhalieren kann.
Erfreulicherweise stehen seit dem 01.01.2006 nur noch FCKW-freie Dosieraerosol zur Verfügung.

Ein Dosieraerosol anzuwenden, klingt sehr einfach. Dennoch inhalieren viele Patienten nicht optimal, sodass nur ein Teil des Medikamentes tatsächlich den Ort des Geschehens erreicht.

So wird es richtig gemacht:
- Zuerst das Dosieraerosol gut schütteln
- locker, aber tief ausatmen
- Kopfhaltung gerade bis leicht überstreckt
- Dosieraerosol in den Mund nehmen (zwischen die Zähne)
- Das Mundstück mit den Lippen umschließen
- gleichzeitig Hub auslösen und langsam und tief einatmen
- 5 Sekunden die Luft anhalten
- dann weiteratmen.

Bei zwei Inhalationen sollte unbedingt ein bis zwei Minuten Pause zwischen den Inhalationen eingehalten werden.
Vor allem bei Patienten, die Koordinationsprobleme bei der Anwendung herkömmlicher Dosieraerosole haben, soll eine Inhalierhilfe

6

vorgeschaltet werden. Ansonsten steht ein atemzugsausgelöstes Dosieraerosol zur Verfügung. Im Gegensatz zum herkömmlichen System beinhaltet das Gehäuse des so genannten "Autohalers" eine ausgefeilte Technik, die sicherstellt, dass der Sprühstoß im richtigen Moment des Inhalationsvorganges erfolgt.

Praktisch alle inhalierbaren Medikamente stehen in Form des Dosieraerosols zur Verfügung. Dazu gehören nicht nur die protektiven Medikamente wie DNCG, sondern auch alle verfügbaren Beta-Sympathikomimetika, deren Kombinationen mit DNCG, sowie die inhalierbaren Kortikosteroide.
Vor allem bei inhalierbaren Kortikosteroiden kommt es darauf an, dass möglichst die gesamte "Ladung" in die Atemwege gelangt und nicht an die Mundschleimhaut prallt und dann verschluckt wird.
Um daher die Inhalation vor allem der inhalativen Kortikosteroide optimal zu gestalten, sollen auf das Dosieraerosol aufsteckbare Inhalationshilfen Verwendung finden.

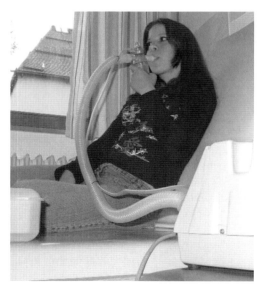

Abb. 30: Die Wahl des richtigen Inhaliergerätes spielt in einer erfolgreichen Asthmatherapie eine große Rolle.

Bei den anderen inhalierbaren Medikamenten sind Inhalationshilfen zwar ebenfalls hilfreich, jedoch kein absolutes Muss.

Inhalationshilfen sind kugelige oder bauchige Kunststoffgefäße mit/ohne Maske - bezeichnet als "Spacer" - in die der Sprühstoß des Dosieraerosols eingeleitet wird. Aus diesen Gefäßen kann dann der Patient in aller Ruhe den Inhalt "herausatmen".
Inhalationshilfen gibt es in zahlreichen Ausführungen. Die Arbeitsgruppe "Medizinischer Standards in der Patientenschulung bei asthmakranken Kindern und Jugendlichen" empfiehlt zur Spacer-Anwendung:

● Es sollen nach Möglichkeit großvolumige Spacer (750 ml) verwendet werden, die ein Ventil haben.
● Bei Kleinkindern ist ein Spacer mit kleinerem Volumen (300 ml) ausreichend, da deren Atemzugvolumen viel geringer als bei Erwachsenen sind.
● Es darf nicht mehr als 1 Hub eines Dosieraerosols in die Kammer gegeben werden (sind mehr empfohlen, muss man mehrmals einsprühen).
● Zwischen Auslösung der Hübe und Beginn der Inhalation aus dem Spacer sollten nicht mehr als 5 Sekunden verstreichen (siehe Barry et al.).
● Aus dem Spacer werden 5 - 6 ruhige und tiefe Atemzüge inhaliert.

Pulverinhalatoren (Trockeninhalation)
Eine weitere Möglichkeit, ein Medikament zu inhalieren, ist die Pulver- oder Trockeninhalation.
Gegenüber dem Dosieraerosol hat die Pulverinhalation folgende Vorteile:
● Inhalationsfehler passieren seltener (da der Patient ja aktiv das Pulver einatmen muss).
● Ein Missbrauch im Sinne einer Überdosierung ist weniger wahrscheinlich.
● Pulverinhalatoren enthalten keine Treibgase.

Zu den Nachteilen der Pulverinhalationen zählt:

• zur Inhalation muss ein gewisser Sog erzeugt werden, den ein Patient im beginnenden Asthmaanfall eventuell nicht mehr schafft. Dieser Umstand ist gerade bei einer Situation nach einer Sportstunde nicht ganz zu vernachlässigen

• Vor allem bei älteren Systemen der Pulverinhalation klagen manche Patienten über Hustenreiz, wenn sie Pulver inhalieren, während sie das Dosieraerosol gut vertragen.

Bei den neueren Systemen der Pulverinhalation überwiegen die Vorteile bei weitem: Die Handhabung ist sehr einfach geworden, die korrekte Inhalation wird bei nahezu allen Systemen durch ein Zählwerk zuverlässig bestätigt. Die Dosiergenauigkeit wird zudem bei einigen Systemen durch eine Doppeldosiersperre verbessert, ausserdem ist eine verbesserte Wirtschaftlichkeit durch Nachfüllmöglichkeiten erreicht worden. Selbst verschiedene Wirkstoffe können nun mit einem Inhalatortyp inhaliert werden. Diese Verbesserungen haben inzwischen dazu geführt, dass Pulversysteme der Standard der Inhalationstherapie geworden sind, zumindest wenn Controllermedikamente inhaliert werden.

Verneblergeräte

Eine dritte Inhalationsmöglichkeit, neben dem Dosieraerosol und der Pulverinhalation, besteht in der Verwendung eines elektrisch kompressorbetriebenen Verneblungsgerätes. Die regelmäßige Inhalation über ein Verneblergerät ist vor allem im Kindes- und Kleinkindesalter anzuraten. Darüber hinaus ist sie grundsätzlich in jedem Lebensalter in kritischen Phasen zu empfehlen, zum Beispiel bei Infekten oder Asthmaverschlechterungen.

Bei der Verneblerinhalation sind folgende Punkte zu beachten:

• Die Menge der Inhalationsflüssigkeit muss mindestens 2 Milliliter betragen. Als Trägerlösung kann dabei 0,9%ige sterile Kochsalz-

lösung dienen. Leitungswasser oder destilliertes Wasser sind absolut ungeeignet, da sie ihrerseits Atemnot auslösen können!

• Die Verneblung soll mindestens 5 Minuten, höchstens 10 Minuten dauern.

• Die Inhalation soll durch den Mund und nicht durch die Nase erfolgen, d.h. nur Mundstücke verwenden, keine Maske!

• Die Inhalation selbst soll mit ruhigen und tiefen Atemzügen erfolgen, dabei soll nicht durch die Nase geatmet werden.

• Die Reinigung des Gerätes soll mit heißem Wasser (evtl. mit Spülmitteln) erfolgen. Anschließend sollen die einzelnen Teile des Inhalationsschlauches getrocknet werden. Eine Desinfektion ist nicht notwendig.

• Der Filter soll einmal im Jahr gewechselt werden.

6

Literatur

Boe J., J.H.Dennis (2000): European respiratory society nebulizer Guidelines: technical aspects: Eur. Respir.; Rev. 10 (Rev72), 1–237.

British Thoracic Society, National Asthma Campaing, Royal College of Physicians of London et al (1997): The British guidelines on asthma management: 1995 review and position statement. Thorax; 52 (suppl.1), 11.

Cochrane G.M. et al (2000): Inhaled corticosteroids for asthma therapy. Patients compliance, devices, and inhalation technique. Chest; 117, 542–550.

Köhler D.(1995): Wirksamkeit und Akzeptanz von Pulverinhalatoren. Dtsch. Med. Wochenschrift; 120, 1401–1404.

Petro W. et al (1994): Ursachen fehlerhafter Anwendungen von Dosieraerosolen. Pneumologie; 48, 191–196.

Voshaar T (2005): Moderne Inhalationstherapien. Suspension, Lösung oder Pulver? Entscheidend ist die richtige Technik. MMW Fortschr Med , 147(11), 44, 46–8.

DIE NOTFALLBEHANDLUNG

Auf eine detaillierte Besprechung der Behandlungsmaßnahmen beim Asthmanotfall oder beim Status asthmaticus, wie sie in Kliniken oder Intensivstationen durchgeführt wird, muss in diesem Buch nicht eingegangen werden. Mit dem Begriff "Status asthmaticus" wird eine über Stunden anhaltende Asthmakrise bezeichnet, die auch mit einem Notfallplan nicht zu durchbrechen ist. Dann ist eine Klinikeinweisung erforderlich.

Zum Status asthmaticus kommt es nur selten, besonders wenn der Asthmatiker für seine häusliche Umgebung ein Notfallkonzept hat, mit dem er einer Verschlechterung seiner Asthmasymptomatik unmittelbar begegnen kann. Für die Risiken, die ein Anstrengungsasthma nach sportlicher Betätigung darstellt, reicht der individuelle Notfallplan in der Regel aus.

Der Bonner Psychologe Meinolf Noeker befragte Asthmatiker, welche Hilfen ihnen am wichtigsten erscheinen. Sehr viele antworteten, dass sie großes Vertrauen in die Wirksamkeit des mit ihrem Arzt abgesprochenen Notfallplanes haben. Die Gewissheit, einen funktionierenden Notfallplan zu besitzen, sei für sie eine große Beruhigung.

Diese Gewissheit stellt überhaupt die Grundvoraussetzung für richtiges Handeln vor oder während einer Asthmakrise dar. Übertrieben ängstliches oder gar panisches Verhalten hilft dem Asthmatiker bei beginnender Atemnot nicht weiter – im Gegenteil, es treibt ihn noch tiefer in den Asthmaanfall hinein.

Daher ist unbedingt zu empfehlen, dass der Patient einen individuellen Notfallplan mit seinem behandelnden Arzt bespricht bevor er sich zu einer sportlichen Betätigung entschließt.

BEISPIEL FÜR EINEN NOTFALLPLAN:

● Falls Atemnotbeschwerden auftreten, Belastungsphase beenden. Atemerleichternde Körperstellungen einnehmen, entspannen. Lippenbremse anwenden. Falls unzureichend
● Inhalation eines Beta-Sympathikomimetikums mittels eines Dosieraerosols. Dabei auf korrekte Inhalationstechnik achten!
● Ist 10 Minuten nach Beendigung der Inhalation noch keine Besserung eingetreten, erneut ein Beta-Sympathikomimetikum inhalieren sowie zusätzlich Theophyllin in Tropfenform einnehmen.
● Tritt innerhalb der nächsten Minuten keine Besserung ein, Einnahme von Kortisontabletten oder (bei Kindern) Kortisonzäpfchen in der Dosierung 1 – 2 Milligramm pro Kilogramm Körpergewicht. Bessert sich daraufhin der Anfall nicht, muss der Arzt, gegebenenfalls der Notarzt gerufen werden.

Literatur

Kardos P. et al. (2005): Leitlinie zur Diagnostik und Therapie von Asthma (Hrg: Deutsche Atemwegsliga und Deutsche Gesellschaft für Pneumologie). Thieme Verlag Stuttgart

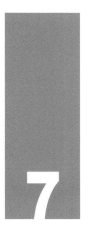

7 Rahmenbedingungen für die Praxis des Sports

Wie in den vorausgegangenen Kapiteln dargestellt, kann Sport und körperliche Anstrengung Asthma auslösen. Werden aber vor und während sportlicher Betätigung Rahmenbedingungen eingehalten, ist regelmäßige körperliche Belastung und Sport nicht nur möglich, sondern kann auch ganz entscheidend zur Krankheitsbewältigung beitragen. Die im Folgenden beschriebenen Rahmenbedingungen gelten für jedes Alter. Besondere Beachtung gilt dabei dem Kindes- und Jugendalter, da in dieser Altersstufe die körperliche Belastungsfähigkeit eine zentralere Rolle einnimmt als in späteren Lebensphasen. Im folgenden werden die bereits dargestellten Standards der Asthmadiagnostik und -behandlung aus sportpraktischer Sicht ergänzt.

MEDIKAMENTÖSE THERAPIE

Dauertherapie: Die ärztlich verordnete Dauertherapie ist grundsätzlich darauf ausgerichtet, "normale" körperliche Alltagsbelastungen zu ermöglichen. Vor allem im Kindes- und Jugendalter schließt das auch sportliche Betätigungen mit ein.

Prämedikation: Wenn zu erwarten ist, dass die medikamentöse Dauertherapie nicht ausreicht, um einen belastungsinduzierten Asthmaanfall zu verhindern, muss mit dem Arzt eine Prämedikation zusätzlich zur Dauertherapie besprochen werden. Gut geeignet sind dafür ein Betamimetikum oder eine Kombi-nation aus DNCG und Betamimetikum. Zwei Hübe aus einem Dosieraerosol ca. 10 Minuten vor dem Sport hat sich dabei gut bewährt.

DIAGNOSTIK

Belastungstest: Das Ergebnis eines Belastungstests, am besten eines Laufbandbelastungstest soll grundsätzlich vor der Organisation und Durchführung von Sportstunden vorliegen. Nicht nur für den Arzt, sondern auch für Trainer und Sportlehrer, letztlich auch für den Patienten selbst ist es entscheidend, zu welchem Zeitpunkt nach Belastungsbeginn das Anstrengungsasthma auftreten kann. Alle Varianten sind möglich: Anstrengungsasthma kann während der Belastung auftreten, aber auch fünf, zehn oder erst fünfzehn Minuten nach Belastungsende. Weiterhin gibt der Belastungstest Auskunft über die körperliche Leistungsfähigkeit und den Trainingszustand.

Allergiediagnostik: Vor allem im Kindes- und Jugendalter hat die Mehrheit der Asthmatiker ein allergisches Asthma. Kommt es zum Kontakt mit Allergenen während der Sportstunde, sind zwei Asthma - "Trigger" im Spiel und verstärken sich möglicherweise gegenseitig: Die durch Allergenkontakt gesteigerte Überempfindlichkeit des Bronchialsystems kann dann auch zu einer erhöhten Wahrscheinlichkeit führen, beim Sport Anstrengungsasthma auszulösen. Das häufigste Beispiel dafür ist die

Gräserpollenallergie: Wenn in den Sommermonaten zur Zeit der Gräserblüte Sport im Freien durchgeführt wird, kann es früher als in anderen Jahreszeiten bei den Betroffenen zu Anstrengungsasthma kommen. Ein weiteres Beispiel sind Schimmelpilzallergien, die im Herbst Probleme bereiten können. Deshalb sollte grundsätzlich eine vollständige und aktuelle Allergietestung vorliegen.

INFEKTE

Akute Infekte mit Fieber und Asthmakrisen schließen selbstverständlich sportliche Betätigung vorübergehend aus. Schwieriger wird die Beurteilung bei so genannten banalen Infekten der oberen Atemwege. Sie verstärken häufig die bronchiale Hyperreagibilität für einen Zeitraum von vier bis sechs Wochen. In diesem Zeitraum werden vorher problemlos vertragenen Belastungen dann nicht mehr toleriert. Ärztlicher Rat ist dann unbedingt einzuholen, hilfreich ist zudem die regelmäßige häusliche Peak-Flow-Messung.

SPORTSTÄTTEN- UND GELÄNDEWAHL

Dass Orte, an denen Sportprogramme durchgeführt werden, möglichst frei von Allergenen sein sollen, wurde bereits erwähnt. Neben allergieauslösenden Faktoren wie Pollen können aber auch unspezifische Reize wie Kälte,

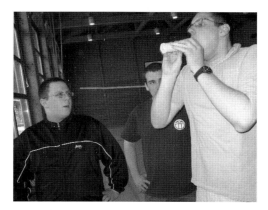

Abb. 31: Das Peak-Flow-Meter erlaubt überall und zu jeder Zeit eine einfache Lungenfunktionsmessung.

Nebel und Staub negative Auswirkungen auf die körperliche Belastbarkeit haben. Da unspezifische Reize jedoch – im Gegensatz zu allergieauslösenden Faktoren – dosisabhängig sind, ist eine vorausschauende Beurteilung und Einflussnahme möglich. So sollte bei Temperaturen unter –5° Celsius kein Ausdauersport im Freien durchgeführt werden, da durch die kalte Luft die Austrocknung und Auskühlung der Bronchialschleimhaut noch verstärkt wird. Je wärmer und feuchter die Luft ist, desto geringer wird der Reiz für die Bronchien. Auch Nebel kann zu einer Reizung des Bronchialsystems führen. Bei den Sportstätten und Turnhallen – vor allem auch bei den Geräteräumen – ist darauf zu achten, dass durch regelmäßiges Reinigen die Staubentwicklung eingedämmt wird. Aufgrund der klimatischen Verhältnisse in den meisten Sporthallen (trockene und kalte Luft) spielt die Allergenbelastung durch Hausstaubmilben zwar in der Regel keine Rolle, durch Staub kann es jedoch zu einer unspezifischen Reizung des Bronchialsystems kommen.

PEAK-FLOW-MESSUNG

Mit Hilfe des Peak-Flow-Meters ist für jeden Asthmatiker eine einfache und beliebig wiederholbare Lungenfunktionsmessung möglich. Er kann damit immer aktuelle Werte über die Weite seines Bronchialsystems gewinnen. Führt er ein Peak-Flow Protokoll über mehrere Wochen, so erhält er Auskunft über individuelle Normwerte – auch in unterschiedlichen Belastungssituationen und zu unterschiedlichen Tageszeiten. Aus dem Protokoll kann der Betroffene auch ersehen, ob der aktuelle Peak-Flow-Wert den Beginn einer körperlichen Belastung oder eines Sportprogrammes verantwortlich erscheinen lässt.

Peak-Flow-Messung zur Intensitätssteuerung: Nur durch eine individuell abgestimmte Belastungsintensität ist ein Anstrengungsasthma während der Sportstunde zu vermeiden. Deshalb werden Peak-Flow-Messungen an mehreren Zeitpunkten empfohlen:

● Vor der körperlichen Belastung, um festzustellen ob der individuelle Normwert erreicht wird und keine Bronchialobstruktion vorliegt, die eine sportliche Betätigung von vorneherein verbietet.

• Die bronchospasmolytische Wirkung einer gegebenenfalls notwendigen Prämedikation (s.o.) soll durch eine Messung ca. zehn Minuten nach der Einnahme des vorbeugenden Medikamentes überprüft werden.

• Nach der Aufwärmphase, nach der Belastungsphase und nach der Abklingphase (siehe Stundenaufbau) werden ebenfalls Messungen empfohlen.

• Zusätzlich sind Peak-Flow-Messungen sinnvoll, wenn Anzeichen für eine Obstruktion zu erkennen sind oder angegeben werden. Auch wenn sich z.B. Kinder oder der Jugendliche aus anderen Gründen, wie Kopfschmerzen oder nicht nachvollziehbaren anderen Schmerzen dem Sport entziehen, kann sich Atemnot und beginnende Bronchialobstruktion dahinter verbergen. Vor allem Jugendlichen fällt es schwer sich und den anderen einzugestehen, dass sie Atemprobleme beim Sport haben. So ist aus ihrer Sicht eine vorgebliche Muskelzerrung als Grund für eine notwendige Pause weit weniger peinlich.

Fällt der Peak-Flow-Wert im Verhältnis zum Ausgangswert um 20% oder mehr ab, muss ein bronchialerweiterndes Medikament (ein Beta-Sympathikomimetikum) inhaliert werden. Unbedingt muss dann eine Pause eingelegt werden, in der atemerleichternde Körperstellungen und Lippenbremse durchgeführt werden können. Das Sportprogramm darf für den Betroffenen nur dann weitergehen, wenn der Ausgangswert wieder erreicht wird.

Peak-Flow-Messung zur Selbstwahrnehmung: Es wurde bereits auf die häufig falsche oder unzureichende Selbstwahrnehmung asthmakranker Patienten hingewiesen. Durch die Peak-Flow-Messung kann aktuell die tatsächliche Weite des Atemwegssystems mit der Selbstwahrnehmung verglichen werden.

Durch diese objektive Rückmeldung kann vor allem in unterschiedlichen Belastungssituationen der sportlichen Betätigung die Selbstwahrnehmung überprüft und selbst trainiert werden.

AUFBAU EINER SPORTSTUNDE
Aufwärmphase: Wird eine Sportstunde "kalt" gestartet und unvermittelt eine hohe Belastungsintensität erreicht, ist die anfängliche Hyperventilation besonders stark. Gleichermaßen hoch ist die Wahrscheinlichkeit, schon zu Beginn ein Anstrengungsasthma auszulösen. Daher ist die Aufwärmphase beim Sport mit asthmakranken Patienten von entscheidender Bedeutung, wenn ein Scheitern schon zu Beginn vermieden werden soll. Vor allem bei jüngeren Kindern ist der Bewegungsdrang am Beginn einer Sportstunde manchmal schwer kanalisierbar. Dann empfiehlt es sich, noch vor der Aufwärmphase eine Entspannung durchzuführen.

In der Trainingslehre unterscheidet man ein allgemeines und ein spezielles Aufwärmen.

• Durch das **allgemeine Aufwärmen** soll vor allem die Körperkern- und Muskeltemperatur erhöht und das kardiopulmonale System vorbereitet werden. Dies kann z.B. in Form des Warmlaufens geschehen, was unter anderem zu einer Steigerung des Herz- und Atemzeitvolumens führt. Ein allgemeines Aufwärmen kann auf unterschiedlichste Art durchgeführt werden, wobei in Bezug auf die Vorbeugung vor Anstrengungsasthma intervallartiges Aufwärmen zu favorisieren ist. Pfannebecker (Berchtesgaden) hat verschiedene Aufwärmmethoden in ihrer Auswirkung auf das Anstrengungsasthma bei Kindern und Jugendlichen untersucht. Dabei verglich er verschieden geartete zehnminütige Aufwärmphasen in Bezug auf Asthmogenität und vorbeugende Wirkung auf ein belastungsinduziertes Asthma.

Es zeigt sich dabei, dass zügiges Gehen zwar selbst nur gering asthmaauslösend ist, aber auch nur eine minimale vorbeugende Wirkung hat. Bei stufenweiser Belastungssteigerung – jede zweite Minute – vom Gehen zum Laufen ergab sich ein mittleres Risiko für die Auslösung einer Bronchialobstruktion, aber auch eine bessere vorbeugende Schutzwirkung. Eine differenzierte Betrachtung dieser Aufwärmmethode zeigte, dass vor allem bei niedriger bronchialer Hyperreaktivität mit eher leichtem Anstrengungsasthma eine gute Vorbeugung damit erreicht werden kann. Andererseits erwies sich gleichmäßiges Laufen bei mittlerer Intensität, wie es größtenteils in Vereinen und Schulen praktiziert wird, als völlig ungeeignet. Knapp 60% der untersuchten Probanden waren bereits nach dem Aufwärmen obstruktiv. Die Gefahr der Asthmaauslösung durch diese Methode ist weit größer als ihr möglicher vorbeugender Nutzen.

Als die am besten geeignete Aufwärm-Methode erwies sich das Intervall-Aufwärmen. Dabei wird zwischen zügigem Gehen und schnellem Laufen (100 Sekunden Gehen und 20 Sekunden Laufen) abgewechselt. Das Intervall-Aufwärmen verbindet geringe Wahrscheinlichkeit einer Brochialobstruktion mit gutem vorbeugendem Effekt. Kein Proband wurde durch diese Aufwärmart selbst obstruktiv und 65% waren vor Anstrengungsasthma geschützt. Die restlichen Teilnehmer profitierten durch eine erhebliche Verringerung ihrer Bronchialobstruktion. Durch ein derartiges Aufwärmen können auch Patienten mit hoher bronchialer Hyperreaktivität und eher stärkerem Anstrengungsasthma die Sportstunde mitmachen.

• Das **spezielle Aufwärmen** dient der Verletzungsprophylaxe. Durch Gymnastik (Dehnungs- und Lockerungsübungen) werden die Muskeln, Sehnen und Bänder vorgedehnt, die dann in der Belastungsphase beansprucht werden. Dabei ist darauf zu achten, dass manche gymnastische Übungen – z.B. Übungen für die Bauchmuskeln – ihrerseits Anstrengungsasthma auslösen können.

Belastungsphase: Die Intensität des Belastungsteils sollte die Patienten nicht an die Grenze ihrer Belastbarkeit führen, sondern sollte im submaximalen Bereich liegen. Einzelheiten zu den sportlichen Inhalten und zu den Sportarten selbst werden in den folgenden Kapiteln dargestellt. Auch in der Belastungsphase ist eine intervallartige Gestaltung erfahrungsgemäß sinnvoll. Die Belastung soll sich mit einer Pause abwechseln, die "lohnend" ist. Als "Lohnende Pausen" bezeichnet man in der Trainingslehre Pausen, die so kurz sind, dass der Puls nicht auf den Anfangswert absinkt. Intervallartige Gestaltung wird vor allem bei laufintensiveren Sportarten wie z.B. den Großen Sportspielen empfohlen.

Abklingphase: Durch die Abklingphase sollen Erholung- und Wiederherstellungsprozesse eingeleitet bzw. beschleunigt werden. Durch Belastungsreduzierung z.B. mit Entspannungs- und Lockerungsübungen soll das Herz-Kreislauf-System und der Stoffwechsel aktiv auf Vorbelastungswerte umgestellt werden. Beim Sport mit asthmakranken Patienten erfüllt die Abklingphase noch einen weiteren Zweck. Einige der Betroffenen reagieren erst zehn bis fünfzehn Minuten nach Belastungsende mit Asthma. Diese Reaktion kann verringert bzw. vermieden werden, wenn die Belastungsphase nicht abrupt beendet wird, sondern eine Abklingphase nachgeschaltet wird (McFaddens "warming down"). Besonders gut wird dieses Ziel erreicht, wenn Atemübungen wie atemerleichternde Körperstellungen und Lippenbremse oder unterschiedliche Atemtechniken in die Abklingphase eingebaut werden.

Literatur

Biberger A.: Das Ausdauertraining bei der Behandlung des Asthma bronchiale im Kindes- und Jugendalter am Beispiel Skilanglauf. Vergleich von Intervall- und Dauerlaufmethode bezüglich einer Auslösung des Anstrengungsasthmas. München 1987.

Pfannebecker B. (1993): Vergleichende Untersuchung verschiedener Aufwärmmethoden in ihrer Auswirkung auf das Anstrengungsasthma bei Kindern und Jugendlichen. Dissertation, TU München.

McFadden ER (1995): Exercise-induced airway obstruction. Clinics in Chest Medicine 16 (4), 671 – 682.

7

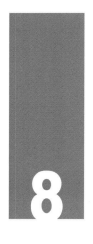

8 Die motorischen Hauptbeanspruchungsformen

Um Aussagen treffen zu können, mit welcher Wahrscheinlichkeit einzelne Sportarten zu Anstrengungsasthma führen können, ist eine Differenzierung der körperlich-sportlichen Bewegungshandlungen nach den motorischen Hauptbeanspruchungsformen Kraft, Schnelligkeit, Beweglichkeit, Ausdauer und Koordination sinnvoll. Eine andere, vereinfachte Einteilung unterscheidet zwischen konditionellen und koordinative Fähigkeiten. Die konditionellen Eigenschaften fußen hauptsächlich auf energetischen Prozessen, die koordinativen wiederum auf zentralnervösen Steuer- und Regelungsprozessen.

Nur selten lässt sich eine Sportdisziplin ausschließlich einem dieser Leistungsfaktoren zuordnen. Meist jedoch steht eine der Hauptbeanspruchungsformen im Vordergrund. Es müssen dabei jedoch nicht nur die Sportart selbst und ihr spezifisches Anforderungsprofil bedacht werden, sondern auch unterschiedliche und sich ständig ändernde Umgebungsbedingungen und Leistungsvoraussetzungen des Sporttreibenden. Am Beispiel des Skilanglaufs soll dies deutlich gemacht werden: Skilanglauf ist in erster Linie eine Ausdauersportart. Bei einer vereisten Loipe spielt jedoch auch die Kraftleistung eine wichtige Rolle. Für einen Skilangläufer im Anfängerstadium wiederum beansprucht diese Sportart besonders stark das koordinative Leistungsvermögen. Je nach Zielgruppe und Umgebungsbedingungen kann also die eine oder andere motorische Hauptbeanspruchungsform im Vordergrund stehen.

Im Folgenden nun wird kurz und zusammenfassend dargestellt, wie nach aktueller wissenschaftlicher Trainingslehre sportliche Aktivitäten nach Hauptbeanspruchungsformen beurteilt und eingeteilt werden können. Jede der im Einzelnen beschriebenen Hauptbeanspruchungsformen wird in Bezug zur Sporttherapie bei asthmakranken Patienten gesetzt.

KRAFT
Definition: Unter Kraft versteht man die Fähigkeit, durch Muskeltätigkeit Widerstände zu überwinden (konzentrische Kontraktion), ihnen entgegenzuwirken (exzentrische Kontraktion) und sie zu halten (isometrische Kontraktion).
Drei Hauptformen lassen sich unterscheiden:

1. **Maximalkraft**: Sie ist die höchstmögliche Kraft, die das Nerv-Muskel-System bei maximaler willkürlicher Kontraktion ausüben kann.

2. **Schnellkraft**: Sie ist die Fähigkeit, den Körper oder Teile des Körpers oder Gegenstände mit maximaler Geschwindigkeit zu bewegen.

3. **Kraftausdauer**: Sie ist die Ermüdungswiderstandsfähigkeit bei lang andauernden Kraftleistungen.

Folgende Funktionen werden der Hauptbeanspruchungsform "Kraft" zugeschrieben:

• Steigerung der sportartspezifischen Leistungsfähigkeit: Da die Kraft in irgendeiner Form beinahe in jeder Sportart einen leistungsbestimmenden Faktor darstellt, ist ein sportartspezifisches Krafttraining von Bedeutung.

• Verletzungsprophylaxe: In der Trainingslehre ist unstrittig, dass eine ausreichend entwickelte Muskulatur der wirksamste Schutz vor Verletzungen ist.

• Haltungsprophylaxe: Da eine Vielzahl von Kindern und Jugendlichen mangels ausreichend entwickelter Rumpfmuskulatur an Haltungsschwächen leidet, muss in dieser Altersgruppe neben der Leistungs- bzw. Funktionsmuskulatur auch die Haltemuskulatur trainiert werden.

Methoden des Krafttrainings lassen sich in der Trainingslehre auch nach Anspannungsarten einteilen:

• Positiv dynamisches Training (konzentrisches Training): Bei dieser in der Sportpraxis sehr häufig angewandten Trainingsform erfolgt die Kraftentwicklung über die Muskelverkürzung.

• Negativ dynamisches Training (exzentrisches Training)
Bei dieser Trainingsform geht es um das Abfangen des eigenen Körpergewichts oder supramaximaler Lasten (bis zu 120% der individuellen Maximalkraft).

• Positiv und negativ dynamische Mischformen:Statisches oder isometrisches Training
Bei dieser Methode kommt es zu keiner Längenveränderung des Muskels, sondern nur zu einer hohen Spannungsentwicklung.

Durch die Variation der Belastungshöhe, der Wiederholungs- bzw. Serienzahl und die Ausführungsform des Trainings lassen sich Maximalkraft, Schnellkraft oder Kraftausdauer in verschiedenen Durchführungs- und Organisationsformen schulen.

Die Bedeutung des Krafttrainings für asthmakranke Patienten
Folgende Funktion kann das Krafttraining in der Sporttherapie bei asthmakranken Patienten erfüllen:

• Haltungsprophylaxe: Als Organisationsform für das Krafttraining zur Haltungsprophylaxe ist vor allem das Circuit- oder Kreistraining geeignet. Abhängig von Alter und Leistungsvermögen werden fünf bis sieben Stationen im Zirkel durchlaufen, wobei die entsprechenden Muskelgruppen in wechselnder Folge trainiert werden. Zur Verbesserung der Kraftausdauer liegen die Belastungszeiten bei 20 – 40 Sekunden bei schnellstmöglicher Bewegungsgeschwindigkeit. Das Belastungs-Pausen-Verhältnis sollte etwa 1:2 betragen.

• Osteoporoseprophylaxe: Schwerkranke Asthmatiker im Erwachsenen-, aber auch im Kindes- und Jugendalter benötigen eine systemische Kortisontherapie. Eine der Neben-

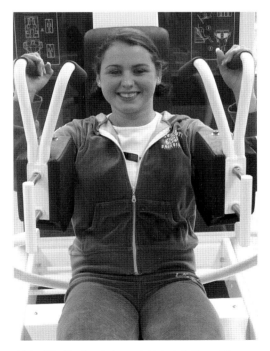

Abb. 32: Krafttraining wirkt bei Asthmatikern als Haltungs- und Osteoporoseprophylaxe.

8

wirkungen besteht in der Mineralsalzver- armung der Knochen. Zur Osteoporose- prophylaxe eignet sich dann das Stations- training.

Man unterscheidet ein Stationstraining
• mit gleich bleibender Belastungs- und Wiederholungszahl,
• mit veränderlicher Belastungshöhe und gleich bleibender Wiederholungszahl,
• mit gleich bleibender Belastungs- und ver- änderlicher Wiederholungszahl.

Alle drei Formen können angewendet werden, wobei jedoch unter dem Aspekt der Anspan- nungsart die negativ dynamische und positiv dynamische Arbeitsweise miteinander ver- bunden sein sollten.

Bei allen Zielen, die mit einem kraftbetonten Training erreichbar sind, darf jedoch nicht außer Acht gelassen werden, dass Kraftan- strengungen per se stark asthmaauslösend wirken können. Die Gründe, warum Kraftan- strengungen zu Anstrengungsasthma füh- ren, sind allerdings nicht genau bekannt.
Eine der Gründe liegt darin, dass bei kraft- betonten Anstrengungen gepresst ausgeatmet wird. Pressatmung kann jedoch auch ohne Hyperventilation am überempfindlichen Bron- chialsystem einen Obstruktionsreiz darstel- len, der unbedingt vermieden werden muss. Das Vermeiden von Pressatmung gelingt dann, wenn der Patient gezielt auf die Atmung achtet und "in die Bewegung" mit dosierter Lippenbremse ausatmet und beim "Zurück- gehen" in die Ausgangsposition möglichst durch die Nase einatmet.
Um einem belastungsinduzierten Asthma vorzubeugen, muss vor dem Krafttraining ein mindestens zehnminütiges intervallarti- ges Aufwärmen erfolgen. Das kann beson- ders effektiv mit dem Fahrradergometer er- folgen.
Das folgende Intervall hat sich dabei als ge- eignet für normalgewichtige Personen erwie- sen:

Erholungsphase: 100 Sekunden mit 1 Watt pro Kilogramm Körpergewicht
Belastungsphase: 20 Sekunden mit mindes- tens 2 Watt pro Kilogramm Körpergewicht
Das Aufwärmen beginnt und endet mit der Erholungsphase. Bei untrainierten oder über- gewichtigen Patienten muss die Intensität für die Erholungs- und Belastungsphase ange- passt werden.

SCHNELLIGKEIT
Definition: Schnelligkeit ist die Fähigkeit auf einen Reiz in kürzester Zeit zu reagieren und/oder Bewegungen bei unterschiedlichen Widerständen mit höchster Geschwindigkeit auszuführen.

Folgende schnelligkeitsbestimmende Fakto- ren lassen sich unterscheiden:
• Die Reaktionsgeschwindigkeit, die die Fähigkeit bezeichnet, auf ein Signal hin in möglichst kurzer Zeit zu reagieren,
• Das Beschleunigungsvermögen mit der syn- onymen Bezeichnung Antrittsschnelligkeit,
• Die Aktionsschnelligkeit mit der synonymen Bezeichnung Maximale Laufgeschwindigkeit,
• Die Schnelligkeitsausdauer, die die Fähig- keit beinhaltet, die maximale Laufschnellig- keit möglichst lang aufrechterhalten zu kön- nen.

Die Bedeutung des Schnelligkeitstrainings für asthmakranke Patienten
Ein Training zur Verbesserung der Reaktions- geschwindigkeit, des Beschleunigungsver- mögens und der Aktionsschnelligkeit kann bei Asthmatikern zwar ohne große Probleme durchgeführt werden, wenngleich der thera- peutische Nutzen gering bis nicht vorhanden ist.
Die Erfahrung zeigt weiterhin, dass Sprint- wettkämpfe bis zu 100 m werden von asth- makranken Kindern und Jugendlichen gut toleriert werden.
Andererseits kann ein Training zur Verbes- serung der Schnelligkeitsausdauer jedoch aufgrund der notwendigen Intensität und

Belastungsdauer Anstrengungsasthma auslösen und sollte vermieden werden. Zusammengefasst kann dem Schnelligkeitstraining bei Asthma zumindest in therapeutischer Hinsicht keine große Bedeutung zugemessen werden.

BEWEGLICHKEIT

Definition: Unter Beweglichkeit versteht man die Fähigkeit, Bewegungen mit großer Schwingungsweite selbst oder mit Unterstützung äußerer Kräfte in einem oder in mehreren Gelenken auszuführen.

Folgende Arten der Beweglichkeit lassen sich unterscheiden:
● Allgemeine Beweglichkeit: Beweglichkeit in den wichtigsten Gelenksystemen (Schulter- und Hüftgelenk, Wirbelsäule)
● Spezielle Beweglichkeit: Beweglichkeit in bestimmten Gelenken
● Aktive Beweglichkeit: Größtmögliche Bewegungsamplitude in einem Gelenk
● Passive Beweglichkeit: Größtmögliche Bewegungsamplitude durch Einwirkung äußerer Kräfte

Die Bedeutung des Beweglichkeitstrainings für asthmakranke Patienten

Die Bedeutung des Beweglichkeitstrainings für Asthmatiker ist eher unspezifisch: Sie liegt zum einen in der Verletzungsprophylaxe vor allem aber in der Haltungsprophylaxe im Sinne einer Vermeidung bzw. Verminderung muskulärer Dysbalancen, wie sie im Rumpfmuskelbereich nicht selten vorkommen. Ein entsprechendes kompensatorisches Ausgleichstraining, in dem vernachlässigter oder zur Abschwächung neigender Muskelgruppen Kräftigung erfahren sowie eine Bewegungsschulung mit Dehnung und Lockerung der zur Verkürzung neigenden Muskulatur ist eine sinnvolle und empfehlenswerte Ergänzung. Die Wahrscheinlichkeit, dabei Anstrengungsasthma auszulösen ist gering, vor allem dann, wenn die "dosierte Lippenbremse" angewendet wird.

KOORDINATION

Definition: Unter Koordination versteht man das Zusammenwirken von Zentralen Nervensystem und Skelettmuskulatur. Sie ermöglicht es, motorische Aktionen in vorhersehbaren und unvorhersehbaren Situationen sicher und ökonomisch zu beherrschen und Bewegungen relativ schnell zu erlernen.

Es lassen sich allgemeine koordinative Fähigkeiten, die das Ergebnis einer vielfältigen Bewegungsschulung darstellen, von einer speziellen, sportartspezifischen Koordination unterscheiden.

Für die Beurteilung des koordinativen Entwicklungstandes im Kindesalter ist der Koordinationstest für Kinder, abgekürzt KTK geeignet. Da bei Kindern mit chronischen Krankheiten, so auch bei asthmakranken Kindern, häufig Defizite in der Entwicklung ihrer koordinativen Fähigkeiten bestehen, ist vor Beginn eines Sportprogrammes die Durchführung des KTK hilfreich.

Sieben Teilkomponenten ergeben das strukturelle Gefüge der koordinativen Fähigkeiten.
● Koppelungsfähigkeit
Sie ist die Fähigkeit Teilkörperbewegungen (z.B. Teilbewegungen der Extremitäten) untereinander und innerhalb einer auf ein bestimmtes Handlungsziel gerichteten Gesamtkörperbewegung zweckmäßig zu koordinieren. Beispiel: Koordination der Armarbeit mit der Beinarbeit beim Sprint.
● Differenzierungsfähigkeit
Man versteht darunter die Fähigkeit, eine hohe Feinabstimmung einzelner Bewegungsphasen und Teilkörperbewegungen zu erreichen, was in einer großen Bewegungsgenauigkeit und Bewegungsökonomie zum Ausdruck kommt. Beispiel: Ballgefühl, Wassergefühl, Schneegefühl.
● Gleichgewichtsfähigkeit
Sie ist die Fähigkeit, den gesamten Körper im Gleichgewichtszustand zu halten oder diesen Zustand nach Körperverlagerungen beizu-

behalten bzw. wiederherzustellen. Beispiel: Balancieren, Einradfahren.

• Orientierungsfähigkeit

Darunter versteht man die Fähigkeit, die Lage und Bewegungen des Körpers in Raum und Zeit, bezogen auf ein Aktionsfeld und/oder ein sich bewegendes Objekt zu bestimmen und zu verändern. Beispiel: "Timing" beim Kopfball.

• Rhythmisierungsfähigkeit

Sie ist die Fähigkeit, einen von außen vorgegebenen oder in eigener Vorstellung existierenden Rhythmus zu erfassen und motorisch zu reproduzieren. Beispiel: Tanz, leichtathletische Wurfdisziplinen.

• Reaktionsfähigkeit

Darunter versteht man die Fähigkeit, auf ein Signal möglichst schnell und zweckmäßig eine Bewegung auszuführen. Beispiel: Start beim Sprint.

• Umstellungsfähigkeit

Sie ist die Fähigkeit, die Handlung während des Handlungsvollzuges auf Grund wahrgenommener oder antizipierter Situationsveränderung den neuen Gegebenheiten anzupassen bzw. auf völlig andere Weise fortzufahren. Beispiel: Anpassung an den Gegner, Kooperation mit den Mitspielern.

DIE ALLGEMEINE BEDEUTUNG DER KOORDINATIVEN FÄHIGKEITEN

Immer dann, wenn Situationen bewältigt werden müssen, die ein schnelles und zielgerichtetes Handeln erfordern, werden koordinative Fähigkeiten benötigt. Koordinative Fähigkeiten bilden die Grundlage für jede motorische Handlung. Je höher die Koordination entwickelt ist, desto ökonomischer gestalten sich die Bewegungsabläufe. Gut entwickelte koordinative Fähigkeiten erlauben damit gleiche Bewegungen mit geringerem Aufwand an Muskelkraft zu vollziehen.

Trainierbarkeit der koordinativen Fähigkeiten

Einzelne Teilkomponenten der Koordination haben zu unterschiedlichen Zeitpunkten ihr Entwicklungsoptimum. Insgesamt gesehen

liegt die entscheidende Entwicklungsphase zur Ausbildung koordinativer Fähigkeiten zwischen dem siebten Lebensjahr und dem Eintritt der Pubertät. Ein rechtzeitiges Training der Koordination schon in diesem Alter ist aus diesem Grund für den später erreichten Grad der Entwicklung entscheidend, da sich nach der Pubertät Defizite in der Koordination nur mit viel Mühe und Aufwand beseitigen lassen.

Die Bedeutung des Koordinationstrainings bei asthmakranken Patienten

Vor allem Kinder und Jugendliche mit Asthma sind häufig vom Schulsport befreit, nicht wenige meiden auch körperliche Belastungen in der Freizeit. Die Hobbys asthmakranker Patienten liegen eher selten im sportlichen Bereich. Wohlmeinende Eltern und Verwandte, manchmal auch Ärzte empfehlen den Betroffenen diese Schonhaltung oder unterstützen sie darin. Die Folgen des so verursachten Bewegungsmangels liegen in der unzureichenden Körper- und Materialerfahrung und letztlich in Entwicklungsrückständen der koordinativen Fähigkeiten. Wenn im Asthmazentrum Jugenddorf Buchenhöhe bei der Aufnahmeuntersuchung der Koordinationstest für Kinder (KTK) durchgeführt wird, lassen sich nicht selten Entwicklungsrückstände von drei und mehr Jahren konstatieren. Der Schweregrad der Asthmaerkrankung ist dabei nicht unbedingt ausschlaggebend. Vor allem eingeschränkt ist die Koppelungsfähigkeit, Gleichgewichtsfähigkeit, Orientierungsfähigkeit und die Rhythmisierungsfähigkeit.

Da die Koordination die Basis für sämtliche Bewegungen darstellt und eine höher entwickelte Koordination gleiche Bewegungen energiesparender, mit geringerem Kraftaufwand und geringerer Atemarbeit ermöglicht, kommt der Schulung und dem Training der Koordination in der Sporttherapie vor allem bei asthmakranken Kindern und Jugendlichen eine zentrale Bedeutung zu. Bei verbesserten und gut trainierten koordinativen Fähigkeiten wird außerdem "der Kopf wieder für andere Dinge frei". Der Betroffene kann während der körperlichen Belastung besser auf die Atmung achten und so einem belastungsinduzierten Asthmaanfall vorbeugen.

Bei Einhaltung der notwendigen Rahmenbedingungen für den Sport ist ein Training der koordinativen Fähigkeiten problemlos möglich, beispielsweise durch die sogenannten Kleinen Spiele und das Hindernisturnen.

AUSDAUER

Definition: Ausdauer ist die Fähigkeit, eine Belastung ohne Ermüdung über einen möglichst langen Zeitraum auszuhalten und darüber hinaus die Fähigkeit, sich anschließend wieder rasch zu erholen.

Arten der Ausdauer

Je nach Betrachtungsweise lässt sich die Ausdauerleistungsfähigkeit in verschiedene Erscheinungsformen unterteilen. Eine der möglichen Unterteilungen bezieht sich auf die beteiligte Muskelmasse: Ist der Anteil der beteiligten Muskulatur mehr als ein Siebtel bis ein Sechstel der gesamten Skelettmuskulatur, spricht man von allgemeiner Ausdauerleistung; ist er weniger als ein Siebtel bis ein Sechstel der gesamten Skelettmuskulatur, so spricht man von lokaler Muskelausdauer.

Eine Unterteilung unter dem Aspekt der Energiebereitstellung ergibt die aerobe Ausdauer, wenn die Energiebereitstellung auf dem Weg der oxidativen Verbrennung geschieht und die anaerobe Ausdauer, wenn anoxidative Verbrennung vorherrscht.

Da in der Sportpraxis nur selten eine rein oxidative bzw. anoxidative Energiebereitstellung zu finden ist, sondern meist Mischformen auftreten, hat sich die einfache Unterteilung in Kurzzeit-, Mittelzeit- und Langzeitausdauer als sinnvoll und praktikabel erwiesen.

Die Kurzzeitausdauer beinhaltet Ausdauerbelastungen von etwa 45 Sekunden bis zwei Minuten. Die Energiebereitstellung erfolgt hauptsächlich anaerob.

Bei der Mittelzeitausdauer nimmt die aerobe Energiebereitstellung immer mehr zu, die Belastungsdauer beläuft sich auf zwei bis acht Minuten.

Die Langzeitausdauer beinhaltet Belastungen die über acht Minuten hinausgehen. Die Energiebereitstellung erfolgt fast ausschließlich auf aeroben Weg.

In der Sporttherapie spielt vor allem die Grundlagenausdauer die zentrale Rolle, worunter die allgemeine aerobe dynamische Muskelausdauer zu verstehen ist.

Welche allgemeinen Ziele sollen mit dem Training der Grundlagenausdauer erreicht werden?
● Erhöhung der physischen Leistungsfähigkeit: Eine gut entwickelte Grundlagenausdauer wirkt sich günstig auf die Belastbarkeit in Alltag, Training und Wettkampf aus.

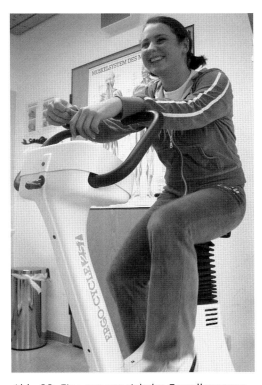

Abb. 33: Eine gut entwickelte Grundlagenausdauer wirkt sich günstig auf die Belastbarkeit in Alltag aus.

● Optimierung der Erholungsfähigkeit: Anfallende Ermüdungsstoffe werden schneller abgebaut und die Umstellung des Gesamtstoffwechsels auf die Erholungsvorgänge erfolgt rascher.

MINIMIERUNG VON VERLETZUNGEN
Trainingsmethoden
Man unterscheidet vier Trainingsmethoden, die die Ausdauerleistung verbessern:
● Dauermethode: Bei dieser Methode wird über einen Zeitraum von mindestens 30 Minuten eine Belastung durchgeführt und beibehalten. Wenn die Geschwindigkeit gleichmäßig bleibt, spricht man vom kontinuierlichen Dauerlauf. Die Herzfrequenz liegt bei Erwachsenen zwischen 150 und 170 Schläge pro Minute, bei Kindern altersentsprechend höher. Beim Tempowechseldauerlauf und dem Fahrtspiel wird die Geschwindigkeit variiert. Die Herzfrequenz schwankt zwischen 140 und 180 Schlägen pro Minute bei Erwachsenen bzw. 160 und 200 Schlägen pro Minute bei Kindern.
● Intervallmethode: Die Intervallmethode ist gekennzeichnet durch einen planmäßigen Wechsel zwischen Belastungsphase und Erholungsphase. Die erneute Belastung setzt dabei nach einer so genannten "Lohnenden Pause" wieder ein, in der die Herzfrequenz auf 120 bis 130 Schlägen pro Minute gesunken ist. Die Pause ist deswegen lohnend, weil die Herz-Kreislauf-Parameter und Stoffwechselvorgänge dabei nicht in die Ruhelage zurückkehren.
Das extensive Intervalltraining, das einen hohen Umfang und relativ geringe Intensität aufweist lässt sich vom intensiven Intervalltraining unterscheiden, das relativ geringen Umfang mit einer hohen Intensität verbindet.
● Wiederholungsmethode: Das wiederholte Durchlaufen einer vorgegebenen Strecke wird als Wiederholungsmethode bezeichnet. Bei jedem Streckendurchgang wird die maximal mögliche Geschwindigkeit angestrebt, jeweils nach einer vollständigen Erholung.

● Wettkampfmethode: Bei dieser Methode werden Wettkämpfe als Trainingsinhalt verwendet. Die Wettkampfmethode wird jedoch ausschließlich im Leistungssport eingesetzt.

Allgemeine Durchführungsmodalitäten für ein Grundlagen-Ausdauertraining
Grundsätzlich gilt, dass die Häufigkeit des Ausdauertrainings einen größeren Einfluss auf die Steigerung der körperlichen Leistungsfähigkeit hat, als die jeweilige Dauer der Trainingsdurchgänge.
Zu einem Aufbautraining gehören wenigstens drei Trainingseinheiten pro Woche mit einer Dauer von ca. 30 Minuten. Die Intensität der körperlichen Belastung muss dabei deutlich über der durchschnittlichen "Alltagsbelastung" liegen, die ca. 30% der maximalen Sauerstoffaufnahme ausmacht. Der trainingswirksame Bereich liegt dagegen zwischen 60 und 80% der maximalen Sauerstoffaufnahme. Als Parameter zur Kontrolle der Belastungsintensität wird üblicherweise die Messung der Herzfrequenz herangezogen. Die Herzfrequenz ist bei unterschiedlichen Belastungsintensitäten jedoch abhängig vom Alter des Betroffenen.
Zur Einschätzung der Belastung kann für Kinder und Jugendliche folgende Faustregel (in Ahnlehnung an Strauzenberg, 1979) herangezogen werden:
● 80% der maximalen Sauerstoffaufnahme: Pulsfrequenz 220 minus Lebensalter;
● 70% der maximalen Sauerstoffaufnahme: Pulsfrequenz 200 minus Lebensalter;
● 60% der maximalen Sauerstoffaufnahme: Pulsfrequenz 180 minus Lebensalter.
Bei Erwachsenen liegen die Pulsfrequenzen in den jeweiligen Intensitätsstufen um zwanzig Schläge pro Minute darunter.

Für asthmakranke Patienten werden im Ausdauertraining sowohl die unterschiedlichen Dauermethoden, als auch die extensive Intervallmethode als geeignet empfohlen. Bei ungünstigen Umgebungsbedingungen, vor allem bei trockener und kalter Luft soll die

Intervallmethode vorgezogen werden, da diese dann besser toleriert wird.

Ganz wesentlich ist wiederum, dass vor Beginn des Ausdauertrainings ein mindestens zehnminütiges intervallartiges Aufwärmen erfolgt, um die Auslösung eines Anstrengungsasthmas zu vermeiden.

Folgendes Intervallaufwärmen mit einer Abwechselung von kurzen Belastungs- und Erholungsphasen hat sich in der Praxis der Sporttherapie bewährt:

• Erholungsphase: Ca. eine Minute Gehen in der Ebene
• Belastungsphase: Ca. 10 bis 20 Sekunden so schnell wie möglich laufen in der Ebene

Das Aufwärmen muss mit der Erholungsphase beginnen und enden.

Die Bedeutung des Ausdauertrainings für asthmakranke Patienten

Ein regelmäßig durchgeführtes Ausdauertraining bewirkt, dass die Herzfrequenz während der Belastung absinkt und sich das Schlagvolumen des Herzens erhöht. Die Arbeit des Herzens wird dadurch ökonomischer. Gleiches gilt auch für die Atmung: regelmäßiges Ausdauertraining führt zu einer erhöhten Atemtiefe und niedrigeren Atemfrequenz. Belastungen können mit einem geringeren Aufwand an Atemarbeit abgeleistet werden. Wenn wir davon ausgehen, dass die belastungsbedingte Hyperventilation bei der Auslösung des Anstrengungsasthmas entscheidend ist, haben wir damit die Antwort auf die Bedeutung der Sporttherapie bei asthmakranken Patienten. Wie schon erwähnt, wird mit der Sporttherapie, und hier vor allem mit dem Ausdauertraining die Schwelle, bei der Atemnot auftritt, nach oben verschoben. Der Aktionsradius und die Lebensqualität des Patienten steigen.

Literatur

De Marees, H. (2003): Sportphysiologie. Sport und Buch Strauß, Köln.

Weineck, J. (2004): Optimales Training: Leistungsphysiologische Trainingslehre unter besonderer Berücksichtigung des Kinder- und Jugendtraining. Perimed-spitta-Verlag , Balingen.

Kiphard E. & Schilling F. (1974) KTK, Körper-Koordinationstest für Kinder. Hogrefe-Verlag Göttingen.

8

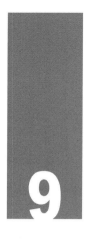

9 Die Praxis der Sporttherapie

Im folgenden Kapitel wird auf die verschiedenen Möglichkeiten hingewiesen, wie die Aufwärmphase interessant und anregend gestaltet werden kann.

Für die Belastungsphase wird eine Reihe von Sportarten vorgeschlagen und besprochen. Selbstverständlich ist die Aufzählung der Sportarten keinesfalls vollzählig, es handelt sich vielmehr lediglich um praktische Beispiele, in denen die im vorangegangenen Kapitel beschriebenen – für den Asthmatiker bedeutsamen – Folgerungen aus der allgemeinen Trainingslehre berücksichtigt werden können. Das Kapitel schließt mit Schulungsteilen, die dem Training der Selbstwahrnehmung dienen. Sie sind aus dem im CJD Asthmazentrum Berchtesgaden entwickelten Asthma-Verhaltenstraining entnommen.

AUFWÄRMPHASE
Intervallartiges Aufwärmen

Der beim intervallartigen Aufwärmen vorzunehmende Wechsel zwischen Erholungsphase und Belastungsphase muss gezielt von außen – z.B. durch den Trainer – gesetzt werden. Die Erfahrung zeigt, dass ein Spiel mit eingebauten Intervallen wie z.B. Fangenspiel mit Freimal selbst nicht ausreicht. Es stellt ganz im Gegenteil eine Provokation dar.

Folgendes Prinzip muss eingehalten werden: Die Erholungsphase ist eine "lohnende Pause" und bedeutet Bewegung mit geringer Intensität. Die Erholungsphase ist keine Pause ohne jegliche Belastung!

Die Erholungsphase soll mindestens doppelt so lang wie die Belastungsphase sein und mindestens eine Minute dauern.

Die Intensität der Belastungsphase soll mindestens 90% der maximalen Sauerstoffaufnahme ausmachen. Zwanzig Sekunden haben sich dabei als geeignete Belastungsdauer ergeben. Bei untrainierten Personen wird nicht die Intensität, sondern die Dauer der Belastungsphase verringert, z.B. nur 10 Sekunden Belastung mit 90 % der maximalen Sauerstoffaufnahme.

Die gesamte Aufwärmphase mit intervallartigem Aufwärmen muss mindestens zehn Minuten dauern.

Aufwärmen ohne Gerät

In einer Turnhalle, deren Maße in etwa einem Volleyballfeld entsprechen, könnte ein Aufwärmen folgendermaßen durchgeführt werden:

● Jeweils eine halbe Längsbahn auf der Außenkante bzw. der Innenkante des Fußes gehen.

● Jeweils eine halbe Längsbahn auf den Zehenspitzen bzw. auf den Fersen gehen.

● Im Strecksitz mit Blick zur Wand auf den Boden setzen. Auf Kommando so schnell wie möglich auf die andere Hallenseite laufen.

● Jeweils eine halbe Längsbahn auf den Fersen bzw. Zehenspitzen vorwärts Gehen.

● Eine Längsbahn Gehen, der linke Fuß auf Zehenspitzen, der rechte auf der Ferse. Nach der Hälfte der Strecke Fußwechsel.

● Aus der Rückenlage, auf Kommando so schnell wie möglich auf die andere Hallenseite laufen.

● Jeweils eine halbe Längsbahn auf den Fersen bzw. Zehenspitzen rückwärts Gehen.

● Jeweils eine halbe Längsbahn vorwärts bzw. rückwärts Gehen. Die Hände fassen dabei an die Fußgelenke.

● Aus der Bauchlage mit Blick in Laufrichtung auf Kommando so schnell wie möglich auf die andere Hallenseite laufen.

● Jeweils eine halbe Längsbahn so langsam wie möglich vorwärts (= Ferse unmittelbar vor Fußspitze aufsetzen) bzw. rückwärt (= Fußspitze unmittelbar hinter Ferse aufsetzen) Gehen.

● Eine Längsbahn so langsam wie möglich seitwärts gehen. Dabei den einen Fuß vorwärts überkreuzen und direkt neben dem anderen Fuß aufsetzen. Nach der Hälfte überkreuzt das andere Bein.

● Aus der Startposition auf Kommando so schnell wie möglich auf die andere Hallenseite laufen.

● Jeweils eine halbe Längsbahn mit geschlossenen Augen vorwärts bzw. rückwärts auf Zehenspitzen gehen.

● Jeweils eine halbe Längsbahn mit geschlossenen Augen vorwärts bzw. rückwärts auf den Fersen gehen.

Aufwärmen mit dem Ball

● Eine Hallenlänge gehen und dabei den Ball abwechselnd um die Hüfte und die Knie kreisen lassen.

● Eine Hallenlänge gehen und dabei abwechselnd den Ball unter dem linken und rechten Bein übergeben.

● So schnell wie möglich auf die andere Hallenseite laufen und dabei den Ball dribbeln.

● Eine Hallenlänge gehen und dabei den Ball mit der rechten Hand neben dem Körper auf dem Boden rollen.

● Eine Hallenlänge gehen und dabei den Ball mit der linken Hand neben dem Körper auf dem Boden rollen.

● So schnell wie möglich auf die andere Hallenseite laufen und dabei den Ball dribbeln.

● Eine Hallenlänge gehen und dabei den Ball vor dem Körper von der linken in die rechte und umgekehrt prellen.

● Eine Hallenlänge rückwärts gehen und dabei den Ball neben dem Körper prellen.

● So schnell wie möglich auf die andere Hallenseite laufen und dabei den Ball dribbeln.

● Eine Hallenlänge vorwärts gehen und dabei den Ball um den Körper prellen.

● Eine Hallenlänge rückwärts gehen und dabei den Ball um den Körper prellen.

● So schnell wie möglich auf die andere Hallenseite laufen und dabei den Ball dribbeln.

● Eine Hallenlänge gehen und dabei den Ball aus der Rückhalte über den Kopf nach vorne werfen und auffangen.

● Eine Hallenlänge gehen und dabei den Ball

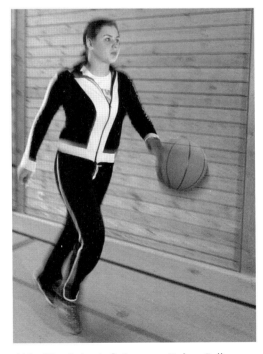

Abb. 33a: Beim Aufwärmen mit dem Ball stehen vielfältige Bewegungsaufgaben zur Auswahl.

aus der Vorhalte über den Kopf werfen und hinter dem Körper auffangen.

Aufwärmen mit dem Luftballon

Voraussetzung: Die Hallengröße entspricht in etwa einem Volleyballfeld. Jedes Kind erhält einen bereits aufgeblasenen Luftballon.

Mögliche Aufgabenstellungen:

- Auf die andere Seite der Halle gehen und dabei den Luftballon auf der Handfläche balancieren.
- Auf die andere Seite der Halle gehen und dabei den Luftballon auf dem Handrücken balancieren.
- Den Luftballon vor sich hertreiben und so schnell wie möglich auf die andere Hallenseite laufen.
- Eine Hallenlänge gehen und dabei den Luftballon nur mit der Fingerspitze stupsen. Eine Hallenlänge gehen und dabei den Luftballon nur mit dem Ellbogen stupsen.
- Mit dem Luftballon vor den Bauch ohne ihn festzuhalten ganz schnell auf die andere Hallenseite laufen.
- Eine Hallenlänge gehen und dabei den Luftballon nur mit Kopf stupsen.
- Eine Hallenlänge gehen und dabei den Luftballon nur mit dem Bauch stupsen.
- Ganz schnell auf die andere Hallenseite laufen, dabei den Luftballon mit dem Fuß treiben.
- Eine Hallenlänge gehen und dabei den Luftballon nur mit dem Knie stupsen. Eine Hallenlänge gehen und dabei den Luftballon nur mit der Nasenspitze stupsen.

Spiele zum intervallartigen Aufwärmen

Roboterspiel: Paarweise hintereinander. Eine Person ist der Roboter, die andere dahinter stehende Person bedient den Roboter. Dabei gibt es folgende Befehle:

- Tippen auf den Rücken: Der Roboter geht vorwärts.
- Tippen auf die Brust: Der Roboter geht Rückwärts.
- Tippen auf die rechte Schulter: Der Roboter geht nach links.

- Tippen auf die linke Schulter: Der Roboter geht nach rechts.
- Gleichzeitiges Tippen auf beide Schultern: Der Roboter bleibt stehen.

Spielgedanke: In einem begrenzten Raum (abhängig von der Teilnehmerzahl) müssen die Bediener die Roboter so steuern, dass es zu keinen Zusammenstößen kommt (Erholungsphase). Nach etwa einer Minute kommt es zu einer Störung der Steuerfunktionen beim Roboter (Trainer gibt den Hinweis). Die Roboter sind nicht mehr zu bedienen. Sie laufen umher und die Bediener müssen versuchen sie wieder einzufangen (Belastungsphase). Nach ca. 20 Sekunden ist der Spuk wieder vorbei (Trainer gibt Hinweis), die Roboter lassen sich wieder steuern. Dann Aufgabenwechsel.

Hubschrauberspiel: Die Kinder sind Hubschrauberpiloten, die neue Hubschrauber einfliegen sollen. Der Trainer gibt an die Piloten die Anweisungen, wie sie zu fliegen haben. dabei dienen die Bodenmarkierungen in der Turnhalle als Fluglinien (evtl. Boden mit Klebestreifen versehen). Die Piloten sind angehalten, sich nur auf den vorgegebenen Fluglinien zu bewegen und keine Zusammenstöße zu verursachen.

Mögliche Anweisungen:

- Nur auf der roten Fluglinie ganz langsam vorwärts fliegen. = Vorwärts gehen auf den vorgegebenen Linien (ca. 30 Sekunden).
- Nur auf der blauen Fluglinie ganz langsam rückwärts fliegen. = Rückwärts gehen auf den vorgegebenen Linien (ca. 30 Sekunden).
- So schnell wie möglich vorwärts fliegen. Alle Fluglinien sind freigegeben. = So schnell wie möglich vorwärts laufen (ca. 20 Sekunden).
- Auf der schwarzen Fluglinie so hoch wie möglich vorwärts fliegen. = Auf Zehenspitzen vorwärts gehen, die Arme sind nach oben gestreckt (ca. 15 Sekunden).
- Auf der schwarzen Fluglinie so hoch wie möglich rückwärts fliegen. = Auf Zehenspitzen rückwärts gehen, die Arme sind nach oben gestreckt (ca. 15 Sekunden).

● Im Tiefflug auf der roten Fluglinie vorwärts fliegen. = Vorwärts gehen mit den Händen an den Fußgelenken (ca. 15 Sekunden).

● Im Tiefflug auf der roten Fluglinie rückwärt fliegen. = Rückwärts gehen. Die Hände fassen dabei an die Fußgelenke (ca. 15 Sekunden).

● So schnell wie möglich vorwärts fliegen. Alle Fluglinien sind freigegeben. = So schnell wie möglich vorwärts laufen (ca. 20 Sekunden).

● Auf der blauen Fluglinie fliegen. Der Hubschrauber hängt schräg in der Luft. = Gehen mit dem linken Fuß auf Zehenspitzen und dem rechten Fuß auf der Ferse; Beinwechsel (ca. 30 Sekunden).

● Loopings mit dem Hubschrauber nur auf der schwarzen Fluglinie. = Vorwärts gehen mit ganzer oder halber Drehung auf der Linie (ca. 30 Sekunden).

● So schnell wie möglich vorwärts fliegen. Alle Fluglinien sind freigegeben. = So schnell wie möglich vorwärts laufen (ca. 20 Sekunden).

● Auf der roten Fluglinie so langsam wie möglich seitwärts fliegen. = Gehen, dabei das rechte Bein vorwärts überkreuzen und direkt neben dem linken aufsetzen bzw. umgekehrt (ca. 30 Sekunden).

● Auf der blauen Fluglinie vorwärts steil nach oben fliegen. = Auf den Fersen vorwärts gehen (ca. 15 Sekunden).

● Auf der blauen Fluglinie rückwärts steil nach oben fliegen. = Auf den Fersen rückwärts gehen (ca. 15 Sekunden).

● So schnell wie möglich vorwärts fliegen. Alle Fluglinien sind freigegeben. = So schnell wie möglich vorwärts laufen (ca. 20 Sekunden).

● So langsam wie möglich vorwärts fliegen. Alle Fluglinien sind freigegeben. = Vorwärts gehen, Ferse unmittelbar vor der Fußspitze aufsetzen (ca. 30 Sekunden).

● So langsam wie möglich rückwärts fliegen. Alle Fluglinien sind freigegeben. = Rückwärts gehen Fußspitze unmittelbar hinter der Ferse aufsetzen (ca. 30 Sekunden).

BELASTUNGSPHASE
Große Spiele

Anforderungsprofil: Als Mannschaftsspiele sind Große Spiele auf Zusammenspiel angelegt und erfordern daher ein gewisses Maß an Kooperationsfähigkeit. Je nach Spielniveau der Teilnehmer beanspruchen die Großen Spiele die motorischen Grundeigenschaften Schnelligkeit, Ausdauer, Koordination, Beweglichkeit und Kraft in unterschiedlicher Ausprägung. Durch ihren Wettkampfcharakter ist die Gefahr der Überlastung und damit einen Asthmaanfall auszulösen relativ groß.

Bei laufintensiven Spielen wie Basketball, Handball oder Fußball ist es mit dem üblichen Regelwerk kaum möglich, sich "nur" submaximal zu belasten und trotzdem zu gewinnen. Der eigentliche Reiz der Großen Spiele mit den ständig notwendigen Situationsveränderung und dem ungewissen, spannenden Ausgang entsteht aus dem unmittelbaren Vergleich mit dem Gegner. Ängstliche misserfolgsorientierte Kinder und Jugendliche können dadurch abgeschreckt werden. Daher ist es meist erforderlich, mit entsprechenden Regelmodifikationen den Wettkampfcharakter und damit die Heterogenität der Spieler abzuschwächen oder gar ganz aufzuheben.

Eine genügend lange intervallartige Aufwärmphase ist vor Durchführung Großer Spiele selbstverständlich obligatorisch.

Basketball

Basketball ist ein Spiel mit sehr großer Dynamik, die sich zum einen aus dem unmittelbaren jedoch körperlosen Zweikampf der Gegenspieler und zum anderem aus dem raschen Situationswechsel vom Angriff in die Verteidigung und umgekehrt, ergibt. Um Basketball zu einem Spiel zu machen, das auch von Asthmatikern problemlos durchgeführt werden kann, muss die Dynamik aus dem Spiel genommen werden, ohne die Spielidee zu zerstören und die wichtigsten Regeln zu vernachlässigen.

9

Dabei können folgende Regelmodifikationen bzw. Zusatzregeln sinnvoll sein:

1. Schrittfehler in dem eigentlichen Sinne gibt es nicht (z.B. maximal vier Schritte mit dem Ball in der Hand sind erlaubt)

2. Dribbeln ist nicht erlaubt (die Belastungsintensität wird verringert)

3. Jeder Spieler in der Mannschaft muss den Ball berührt haben, bevor ein Korb erzielt werden kann (die Belastungsintensität wird verringert).

4. Bei zehn Ballkontakten hintereinander innerhalb der Mannschaft gibt es einen Zusatzpunkt, (die Belastungsintensität wird verringert und die Kooperationsfähigkeit gefördert).

5. Die Spieler, vor allem die mit schwerem Anstrengungsasthma, dürfen ständig unter dem gegnerischen Korb stehen (die Belastungsintensität für den einzelnen wird ver-

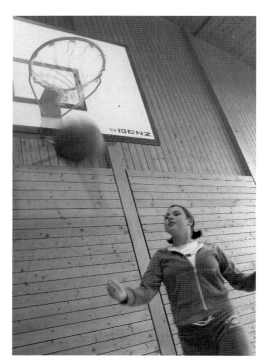

Abb. 35: Damit Asthmatikern problemlos Basketball spielen können, muss die Dynamik aus dem Spiel genommen werden.

ringert bzw. eine Teilnahme am Spiel überhaupt erst ermöglicht).

6. Bei jedem Foul gibt es Freiwurf (der Intervallcharakter der Belastung wird verstärkt).

7. Nach jedem zweiten erzielten Korb macht man eine lohnende Pause. In diesen Pausen können z.B. Elemente aus der Atemtherapie wie atemerleichternde Körperstellung mit Lippenbremse geübt werden, um ihren Nutzen zu erfahren und sie für den Notfall zu beherrschen.

8. Bei sehr schlechter Belastbarkeit der Spieler wird nur auf einen Korb gespielt.

Handball
Handball ist ein Spiel mit einfachem Regelwerk und relativ geringem technischen Anforderungen (Laufen – Werfen – Fangen). Die hohe Lauf- und Kraftbelastung ist jedoch für den Asthmatiker sehr nachteilig. Daher sollte, wenn immer möglich, das Spielfeld entsprechend der körperlichen Belastbarkeit der Spieler verkleinert werden.
Die Regeln 2,3,4 und 8 können vom Basketball in abgewandelter Form übernommen werden, um so das Handballspiel auch für Asthmatiker zu ermöglichen.

Fußball
Das Regelwerk und die grundlegenden Techniken und Taktiken des Fußballspieles sind den Meisten ohnehin bekannt, auch Spielerfahrungen wurden in der Regel bereits gesammelt. Die relative Unabhängigkeit von Spielerzahl, Spielfeldgröße und Ausrüstung machen das Fußballspielen zu einer der beliebtesten Freizeitsportart. Als besonderer Nachteil für Asthmatiker muss allerdings die hohe Laufbelastung angesehen werden. Auch hier kann das Einführen der Regeln 3, 4 und 8 Bedingungen schaffen, die das Fußballspiel auch für Asthmatiker möglich machen. Darüber hinaus kann die Torwartposition genutzt werden, um den Intervallcharakter der Belastung zu verstärken, indem beispielsweise alle drei Minuten ein anderer Spieler das Tor hütet.

Ein besonderes Problem beim Fußball stellt das Spielen im Freien dar, da hier zu der körperlichen Belastung noch eine Pollenbelastung kommen kann. Die Hyperreagibilität des Bronchialsystems ist bei Pollenallergikern zu Zeiten des Pollenflugs erhöht, was ein Fußballspielen im Freien unmöglich machen kann.

Volleyball

Volleyball erlaubt aufgrund des fehlenden Körperkontakts, dass Gruppen miteinander und gegeneinander spielen können, ohne dass Leistungsvermögen, Alter und Geschlecht eine Rolle spielen müssen. Das Spiel eignet sich somit gut für heterogene Gruppen, wie man sie beim Sport mit asthmakranken Patienten, vor allem auch bei Kindern und Jugendlichen, häufig antrifft.

Aufgrund der Tatsache, dass erst bei ausgereifter Technik körperliche Anforderungen in Bezug auf Kraft und Ausdauer verlangt werden, ist die Gefahr einen Asthmaanfall durch Volleyball auszulösen, eher gering einzuschätzen. Im Gegensatz zum Spiel selbst können jedoch Technikübungen, die normalerweise zum speziellen Aufwärmen durchgeführt werden, sehr wohl Intensitäten aufweisen, die zu einem belastungsinduzierten Asthmaanfall führen können. Als Konsequenz daraus ergibt sich – wie auch bei den anderen besprochenen Sportarten – dass auch im Volleyball ein intervallartiges Aufwärmen unumgänglich ist.

Kleine Spiele

Kleine Spiele lassen sind in jeder Altersstufe ohne aufwendige Geräte und fast überall durchführen. Sie bieten die Möglichkeit elementare Bewegungs-, Körper- und Materialerfahrungen zu sammeln, was besonders für

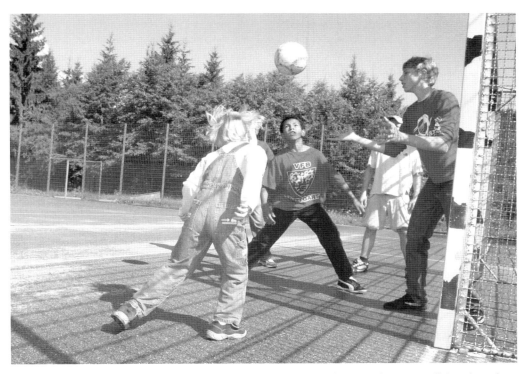

Abb. 35a: Beim Fußball kann die Torwartposition genutzt werden, um den Intervallcharakter der Belastung zu verstärken, indem alle drei Minuten ein anderer Spieler ins Tor geht.

9

chronisch kranke Kinder von entscheidender Bedeutung ist. Aufgrund mangelnder Kenntnisse über die Erkrankung bei Eltern, Lehrern aber auch Ärzten werden Kinder mit Asthma immer noch in ihrem Freiraum zum Spielen eingeschränkt, was sich vor allem auf die koordinative Entwicklung negativ auswirkt.

Daher nimmt die gesamte Palette der Kleinen Spiele vor allem bei jüngeren Kindern zur Förderung der koordinativen Fähigkeiten eine zentrale Rolle in der Sporttherapie ein. Um ein Missverständnis zu vermeiden: Die kleinen Spiele werden nicht zum Aufwärmen eingesetzt, sondern gehören der Belastungsphase an, mit dem Ziel der elementaren Bewegungsschulung. Man unterscheidet Laufspiele, Ballspiele und Singspiele.

Laufspiele

Laufen ist die Belastungsart, die am stärksten ein Anstrengungsasthma auslöst. Um eine individuelle Belastungsdosierung zu gewährleisten, ist es sinnvoll sog. "Freimale" einzuführen. Die Kinder können dabei lernen die Belastung selbständig zu steuern, indem sie auf den Freimalen Pausen einlegen, z.B. eine atemerleichternde Körperstellung und Lippenbremse durchführen und dadurch einen Abfall der Peak-Flow-Werte verhindern. Auch Atemwahrnehmungsübungen und Bewegungen mit geringer Intensität im Sinne einer lohnenden Pause sind geeignet.

Platzsuchspiele

Z.B. Feuer-Wasser-Blitz, Atomspiel, Omnibus, usw.

Bei diesen Spielen bewegen sich die Kinder meist frei im Raum. Die Pausen werden vorgegeben, indem der Trainer das Signal gibt, bestimmte Plätze einzunehmen. Der Trainer hat gute Möglichkeiten die Belastung zu dosieren. Er kann das Lauftempo durch Bewegungsbegleitung auf Musikinstrumenten oder durch Klatschen vorgeben und die Länge der Pausen z.B. durch Zusatzaufgaben variieren.

Fangspiele

Bei Fangspielen ist die Belastung für den Fänger nahezu im maximalen Intensitätsbereich. Daher müssen bei diesen Spielen vor allem für den Fänger neue Regeln in Bezug auf die Ablösung aus seiner Rolle festgelegt werden. Z.B. über die Einführung von Zeitvorgaben (Fänger für eine Minute) oder die Möglichkeit für den Fänger jederzeit einen neuen Fänger aufzurufen. Die Anzahl der Freimale steuert die Belastungsintensität für die zu Fangenden. Bei belastungsintensiven Spielen mit mehreren Fängern oder bei Spielen, bei denen jeder gegen jeden spielt ist das Einführen von Freimalen mit entsprechenden Zusatzaufgaben unumgänglich.

Staffelspiele und Wettläufe

Der Reiz dieser Spiele liegt im Leistungsvergleich. Durch den ungewissen Ausgang des Wettkampfs ist die Leistungsmotivation meist hoch, und ein maximaler Einsatz ist ebenfalls zu erwarten. Auch mit Regelmodifikationen wie z.B. Handicapregeln für Leistungsstärkere entsprechende Pausen mit Zusatzaufgaben ist die Gefahr einen Asthmaanfall auszulösen groß. Daher sollen derartige Spiele nur mit gut trainierten Asthmatikern (mind. zwei Watt pro kg Körpergewicht) oder in leistungshomogenen Gruppen durchgeführt werden.

Ballspiele

Ballspiele stellen ebenfalls eine große Gefahr für eine Überlastung und somit für einen Asthmaanfall dar. Neben der Beherrschung des Körpers im Lauf muss auch noch ein Ball beherrscht werden, um den Spielgedanken zu verwirklichen. Damit überhaupt ein Spielfluss zustande kommt ist aufgrund der mangelnden Körper- und Materialerfahrung asthmakranker Kinder eine hohe Konzentration notwendig, so dass sie das Spielgeschehen meist so von ihrer Atmung abgelenkt, dass sie eine Obstruktion zu spät bemerken. Daher muss in einem ersten Schritt das richtige Ballgefühl z.B. über Wurf- und Fangübungen und Übungen zum räumlich zeitlichen Einschätzen des Balles geschult werden. Durch eine höhere Geschicklichkeit und einen besseren Spielüberblick verringert sich die konditionelle Belastung und Warnsignale einer Obstruktion können besser wahrgenommen werden. Auch die Wahl des Balles beeinflusst das Spieltempo und damit die Belastungsintensität. Sinnvoll sind große weiche bzw. leichte Bälle. Bei Abwerfspielen wie beispielsweise Jägerball muss ähnlich wie bei den Laufspielen die Intensität durch das Einschieben von Pausen oder Regelvorgaben (Laufen mit dem Ball in der Hand ist verboten) und Spielfeldbegrenzungen der Belastbarkeit der Teilnehmer angepasst werden. Parteiballspiele wie Ball über die Schnur, Prellball usw. bedürfen nur bei Kindern und Jugendlichen mit schwerem Anstrengungsasthma entsprechenden Regelmodifikationen.

Singspiele

Das Belastungsprofil der Singspiele ist sehr unterschiedlich. Spiele, bei denen die körperliche Belastung in den Hintergrund rückt und das Singen und Darstellungsaufgaben in den Vordergrund treten, sind als Inhalte für eine lohnende Pause gut geeignet. Tanzspiele können dagegen je nach Musikrhythmus hohe Belastungsintensitäten aufweisen, wobei man als Faustregel sagen kann, solange die Kinder noch mitsingen können ist eine Überbelastung kaum möglich.

Turnen an und mit Geräten

Ebenso wie die Kleinen Spiele dient das so genannte Hindernisturnen insbesondere der Förderung koordinativer Fähigkeiten. Bei der Überwindung von Geräteparcours lernen die Kinder zahlreiche Bewegungsfertigkeiten wie Balancieren, Springen, Stützen, Hängen, Schwingen und Klettern. Hindernisparcours im Sinne von Abenteuerspielen können auch zur Vertiefung und praktischen Umsetzung von Wissensinhalten in Bezug auf die Erkrankung eingesetzt werden.

Beispiel: Auf der Suche nach dem Schatz der Sonnenpyramide
Die Turnhalle verwandelt sich in einen Dschungel. Die Kinder haben die Aufgabe gemeinsam den Schatz zu finden. Nur wenn alle das Ziel erreichen, kann der Schatz geborgen werden, ansonsten zerfällt er zu Staub. Dazu müssen sie eine Gerätelandschaft überwinden, an bestimmten Stellen Fragen beantworten und sich der Situation entsprechend verhalten. Das Abenteuer beginnt an einem großen Fluss (zwei dicke Weichbodenmatten) in dem gefräßige Krokodile lauern. Der Fluss kann nur mit Hilfe der herabhängenden Lianen (Taue) überwunden werden. Am anderen Ufer (großer Kasten) angelangt, erreichen sie eine Höhle (zwei Böcke hintereinander über die Matten und Netze gelegt werden). Die Höhle sieht sehr feucht aus und ist bestimmt eine Behausung von Tieren.

Frage: Was kann man tun um dieses Hindernis zu überwinden?
Mögliche Antwort: Die Gruppe entschließt sich, da Schimmelpilzallergiker bzw. auch Tierhaarallergiker im Team sind, nicht durch die Höhle zu gehen, sondern den Umweg über den Berg (nicht unter den Böcken hindurchkrabbeln, sondern drüber klettern) in Kauf zu nehmen.

Hinter der Höhle ist ein tiefes Sumpfloch. Es kann nur überquert werden, wenn wir an den Ast eines großen Urwaldbaumes (Reckstange) springen und uns daran hinüber schwingen. Auf der anderen Seite angekommen, erhebt sich vor uns eine Bergkette (Sprossenwand), die überwunden werden muss.

Frage: Könnten sich Probleme in der Höhe ergeben und was kann man dagegen tun?
Mögliche Antwort: So langsam gehen, dass es möglich ist durch die Nase einzuatmen, da bei der Nasenatmung die Luft angewärmt und angefeuchtet wird. Eventuell auch ein Tuch vor Nase und Mund halten.

9

Wieder unten im Tal geraten wir in eine Sumpflandschaft, die nur an einigen Stellen über schmale Pfade (Taue auf dem Boden) und Felsbrocken (kleine Kästen) passierbar ist. Über eine Hängebrücke (umgedrehte Bank auf Gymnastikstäben) gelangen wir dann wieder auf Land mit festem Boden. Über einen Trampelpfad (Übungsschwebebalken) kommen wir in eine Gegend, die von Menschen bewohnt ist. Ein Eingeborener bietet uns ein Muli zum Tausch an. Dieses Muli kennt den Weg zur Sonnenpyramide.

Frage: Geht Ihr auf das Angebot ein?
Mögliche Antwort: Mulis sind eine Kreuzung aus Esel und Pferd. Da sich in unserer Gruppe ein Pferdehaarallergiker befindet, lehnen wir das Tauschangebot ab und versuchen den Weg alleine zu finden.

In der Ferne erkennen wir bereits die Umrisse der Sonnenpyramide. Wir können sie über einen steilen Pfad (Bank in Kasten eingehängt) erreichen. Tief im Inneren der Pyramide (mehrere Matten aneinandergestellt) finden die Kinder den "Schatz" in einem kleinen Holzkästchen (z.B. kleine Überraschung für die Gruppe).

GYMNASTIK

Durch die Gymnastik mit ihren vielfältigen Formen lassen sich alle motorischen Hauptbeanspruchungsformen positiv beeinflussen. Außerdem profitieren von der Gymnastik alle Altersgruppen. Man unterscheidet drei große Bereiche:

1. Allgemeine Gymnastik

Allgemeine Gymnastik dient der elementaren Bewegungsschulung, vor allem bezüglich der Grundbewegungsarten wie Gehen, Laufen, Hüpfen, Springen. Darüber hinaus wird der Umgang mit Kleingeräten wie Bällen, Seilen, Tauen trainiert und somit die koordinativen Fähigkeiten verbessert. Bei intervallartiger Gestaltung des Gymnastikprogramms ist die Gefahr eines Anstrengungsasthmas als eher gering einzuschätzen.

2. Funktionelle Gymnastik

a) sportartspezifische Zweckgymnastik
Die sportartspezifische Zweckgymnastik verfolgt das Ziel der Konditions- und Koordinationsschulung.
Diese Art von Gymnastikprogrammen, zum Beispiel Skigymnastik, Aerobic, Stretching, sind für Asthmatiker nur sehr bedingt geeignet. Der oft herrschende Gruppenzwang und die eingesetzte meist schnelle Musik verleiten zu Überlastungen. Nur wenn die individuellen Bedürfnisse der Asthmatiker Berücksichtigung finden können, ist eine Teilnahme an der sportartspezifischen Zweckgymnastik empfehlenswert.
Das setzt kleine Teilnehmerzahl von maximal zehn Personen voraus. Die Belastbarkeit der Teilnehmer sollte möglichst homogen sein. Der Einsatz von Musik soll hauptsächlich der Bewegungsunterstützung dienen und nicht der Motivation. Übungen zur Kräftigung der Bauchmuskulatur sollten weggelassen werden, da sie sehr stark asthmaauslösend sind und in einer Gruppe nur schlecht individuell dosiert werden können.

b) Ausgleichsgymnastik
Ausgleichsgymnastik besteht überwiegend aus Wirbelsäulengymnastik aber auch aus Programmen zur Haltungsprophylaxe. Sie sind - abgesehen von ihrem hauptsächlichen Zweck - auch für asthmakranke Patienten gut geeignet. Sie werden dann meist gut toleriert, wenn mit dosierter Lippenbremse geatmet wird.

3. Rhythmische / tänzerische Gymnastik

Auch bei der Rhythmischen und Tänzerischen Gymnastik ist wie bei der Funktionsgymnastik die Wahl der Musik bzw. der Tänze zu beachten. Sie muss auf die Belastbarkeit der asthmakranken Teilnehmer abgestimmt sein. Eine intervallartige Belastung, die durch die Musik vorgegeben sein kann, ist zur Vermeidung eines Anstrengungsasthmas unabdingbar.

LAUFEN

Laufen ist die körperliche Belastung, die höchste Asthmogenität, d.h. die höchste Wahrscheinlichkeit, ein Anstrengungsasthma auszulösen, aufweist. Ein Lauftraining kann daher nur unter genauer Beachtung der Rahmenbedingungen und mit bereits gut trainierten Personen erfolgen. Die Leistungsfähigkeit der Teilnehmer sollte wenigstens zwei Watt pro Kilogramm Körpergewicht betragen.

Als Methode wird ausschließlich die extensive Intervallmethode empfohlen. Die Erholungsphase bedeutet dabei immer "Gehen". Die Belastungssteigerung ist umfangsbezogen und nicht intensitätsbezogen. Anfangs soll sich die Dauer des Gesamttrainings, nicht aber die Länge der Laufstrecke erhöhen.

RADFAHREN

Radfahren in der Ebene bereitet asthmakranken Patienten in aller Regel wenig Probleme.

Anders dagegen sieht es aus, wenn es bergan geht. Mountainbiken hingegen führt häufig zu Asthmaanfällen. Nur bei einer körperlichen Ausdauerleistungsfähigkeit von über zwei Watt pro Kilogramm Körpergewicht ist Mountainbike fahren möglich, intervallartiges Aufwärmen ist obligatorisch.

SCHWIMMEN

Schwimmen weist im Verhältnis zu den beiden anderen klassischen Ausdauersportarten Laufen und Radfahren die geringste Wahrscheinlichkeit auf, Anstrengungsasthma auszulösen. Mit hoher Wahrscheinlichkeit sind die beim Schwimmen herrschenden Umgebungsbedingungen dafür verantwortlich. Durch die hohe Luftfeuchtigkeit und die meist warme Umgebungstemperatur ist der Effekt der Austrocknung und Abkühlung auf die Atemwegsschleimhaut auch bei belastungsbedingter Mehratmung geringer

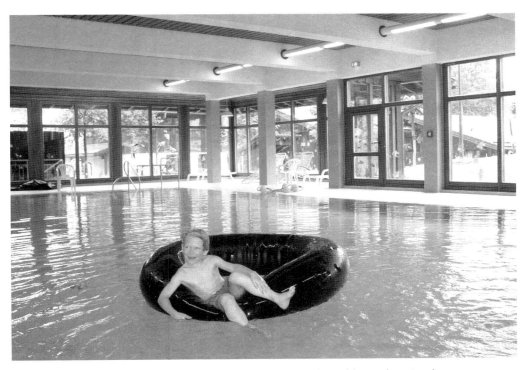

Abb. 36: Schwimmen weist im Vergleich zu den beiden anderen klassischen Ausdauersportarten Laufen und Radfahren die geringste Wahrscheinlichkeit auf, Anstrengungsasthma auszulösen.

und somit auch der Reiz zur Auslösung des Anstrengungsasthmas.

Andere Umgebungsbedingungen können allerdings beim Schwimmen im Freien herrschen: Unter anderem muss auch bedacht werden, dass die Pollenkonzentration während der Pollenflugzeit an der Wasseroberfläche sehr hoch ist.

Durch ein Schwimmtraining kann relativ problemlos eine Verbesserung der Herz-Kreislauf-Leistung und eine Ökonomisierung der Atmung erzielt werden. Ob sich jedoch diese Anpassungserscheinungen in den Alltag übertragen lassen und dadurch eine Verbesserung der Asthmasymptomatik zu erreichen ist, ist jedoch noch nicht abschließend geklärt. Schwimmen übt nämlich eine andere physiologische Wirkung auf den Organismus aus, als Gehen oder Laufen. Die Anpassungserscheinungen vor allem im muskulären Bereich sind spezifisch und nicht beliebig übertragbar.

Die Möglichkeiten und die gesamte Wirkungsbreite des Schwimmtrainings sind jedoch nicht ausreichend beschrieben, wenn darunter nur physiologische Anpassungserscheinungen – zum Beispiel durch Bahnenschwimmen – verstanden werden. Schwimmen besitzt eine Vielfalt von Bedeutungen für asthmakranke Patienten – sowohl für Erwachsene als auch für Kinder und Jugendliche.

Das Medium Wasser bietet gerade durch seine physikalischen Eigenschaften zahlreiche Möglichkeiten Körper- und Bewegungserfahrungen zu sammeln. Die Ausatmung gegen den Widerstand des Wassers verhindert ähnlich wie die dosierte Lippenbremse einen Bronchialkollaps. Gerade im Wasser kann sich der Asthmatiker mit Gesunden im Spiel und Wettkampf ohne Frustrationserlebnisse messen und seine eigene körperliche Leistungsfähigkeit erfahren. Nicht zufällig finden Asthmatiker gerade in der Sportart Schwimmen Anschluss an den Leistungssport und erreichen erstaunliche Erfolge.

Aufbau und Durchführung eines Schwimmtrainings

Wie bei jeder körperlichen Belastung muss auch das Schwimmtraining durch ein intervallartiges Aufwärmen vorbereitet werden. Auch hier gilt: Die Erholungsphase darf nicht kürzer als eine Minute und mindestens doppelt so lang wie die Belastungsphase sein. Die Dauer des gesamten Aufwärmens sollte nicht unter zehn Minuten liegen. Für die Erholungsphase bieten sich Schwebe- und Gleitübungen mit und ohne Auftriebshilfe an. Gesamt- und Teilbewegungen der Schwimmarten sind dagegen Elemente für die Belastungsphase.

Aufwärmübungen

Übungen ohne Auftriebshilfe für die Erholungsphase: Die Teilnehmer sind im Wasser und verteilen sich an einer Längsseite des Schwimmbeckens.
Bewegungsaufgabe:
● Vom Beckenrand in Bauchlage abstoßen und soweit wie möglich gleiten.
● Vom Beckenrand in Rückenlage abstoßen und soweit wie möglich gleiten.
● Vom Beckenrand in Seitenlage abstoßen und soweit wie möglich gleiten.
● Vom Beckenrand in Bauchlage unter Wasser abstoßen und während des Gleitens in die Seitenlage drehen.
● Vom Beckenrand in Bauchlage unter Wasser abstoßen und während des Gleitens in die Rückenlage drehen.
● Vom Beckenrand in Bauchlage unter Wasser abstoßen und während des Gleitens die Steuerfunktion des Kopfes ausprobieren.

Übungen mit Auftriebshilfe für die Erholungsphase
Bewegungsaufgabe:
Die Teilnehmer sind im Wasser und verteilen sich an einer Längsseite des Schwimmbeckens. Jeder erhält ein Schwimmbrett.
● Schwimmbrett in Vorhalte, Arme gestreckt, vom Beckenrand in Bauchlage abstoßen und soweit wie möglich gleiten.

● Schwimmbrett in beiden Händen hinter dem Kopf, Arme gestreckt, in Rückenlage abstoßen und soweit wie möglich gleiten.

Übungen für die Belastungsphase

Gesamt- und Teilbewegungen (z.B. nur Kraul Beinschlag) der verschiedenen Schwimmarten können als Inhalt für die Belastungsphase beim intervallartigen Aufwärmen herangezogen werden. Auch ein Aneinanderreihen der verschiedener Schwimmarten (drei Züge Brustschwimmen – drei Züge Kraulschwimmen – drei Züge Rückenkraulschwimmen – drei Züge Brustschwimmen ...) ist geeignet.

Anfängerschwimmen

Die methodische Übungsreihe zur Wassergewöhnung eignet sich auch für das Anfängerschwimmen bei Asthmatikern. Die Wassergewöhnung umfasst zum einen das Schulen des Selbstvertrauens im Wasser und zum anderen das Schulen der Grundfertigkeiten Atmen, Tauchen, Springen und Gleiten. Je besser diese Grundfertigkeiten beherrscht werden, desto leichter können die Schwimmarten erlernt werden.

Eine Übungsreihe könnte folgendermaßen gestaltet sein:
● Die ersten Schritte im Wasser
  ■ Gewöhnen an den Kältereiz, den Wasserwiderstand und das Gleichgewicht im Wasser
  ■ Gewöhnung des Gesichts an das Wasser
● Das Atmen
  ■ Gewöhnen an das Ausatmen durch den Mund
  ■ Gewöhnen an das Ausatmen unter Wasser
● Das Tauchen
  ■ Gewöhnen an den Aufenthalt unter Wasser und Erfühlen des Wasserauftriebs
  ■ Gewöhnen an die Fortbewegung unter Wasser
● Das Springen
  ■ Schulen des Fußsprungs und des Absprungs

● Das Gleiten
  ■ Schulen des Gleitgefühls
  ■ Erfühlen des Gleitens, Wasserwiderstands und Auftriebs

Diese methodische Übungsreihe kann jedoch nur richtungweisenden Charakter haben. Je nach Voraussetzung der Teilnehmer können Übungen ausgelassen bzw. weitere herangezogen werden. Dabei ist darauf zu achten, dass die physiologischen Reaktionen des Körpers im Wasser vor allem beim Schwimmanfänger durch Angst verfälscht werden können. Dann kann es vorkommen, dass die Pulsfrequenz ansteigt und die Muskulatur sich verkrampft. Die Folge: Die Atmung wird schneller und unregelmäßig, so dass bei Asthmatikern eine Obstruktion hervorgerufen werden kann. Daher kommt der Gewöhnung an den Wasserwiderstand beim Anfängerschwimmen mit Asthmatikern eine besondere Bedeutung zu.

SKISPORT

Das Medium Schnee ermöglicht neue und interessante Bewegungs- und Körpererfahrungen. Die Wintersportarten können eine Ökonomisierung des Herzkreislaufsystems und der Atmung begünstigen. Andererseits ist die Beachtung der Rahmenbedingungen bei dieser Sportart ein besonders strenges Kriterium für den Erfolg.

Ski Alpin

Alpines Skilaufen in einem dem individuellen Können angepassten Gelände und bei einer Temperatur, die nicht unter −5° C liegt, ist gut möglich und hat nur geringe Wahrscheinlichkeit, einen belastungsinduzierten Asthmaanfall auszulösen.
Sind die Umgebungsbedingungen jedoch ungünstig – etwa wenn Angst bei schlechter Sicht auftritt oder erhöhte Kraftanstrengung aufgrund schwieriger Schneeverhältnisse erforderlich ist, kann auch der alpine Skilauf zu einem Trigger für Asthmaanfälle werden. Weitere Probleme können sich für Anfänger

9

ergeben. Gerade in den ersten Stunden, wenn ein Lift fahren noch nicht möglich ist, werden beim Bergaufsteigen Belastungsintensitäten erreicht, die Anstrengungsasthma auslösen können.

Daher wird auch hier empfohlen, jede Stunde mit einem genügend langem intervallartigen Aufwärmen, z.B. mit Übungen zum Gehen, Laufen und Gleiten in der Ebene vorzubereiten. Auch während des Skifahrens selbst sollten intervallartige Belastungen bevorzugt werden.

Skilanglauf

Der Skilanglauf zählt zu den klassischen Ausdauersportarten. Ein Training kann zum einen aufgrund seiner physiologischen Wirkung auf das Herzkreislauf- und Muskelsystem und die Atmung die Asthmasymptomatik verbessern, indem das Anstrengungsasthma durch bessere Ausdauerleistung bis zu relativ hohen Belastungsintensitäten vermieden wird.

Auf der anderen Seite ist die Gefahr jedoch groß, durch Fehler im Training selbst eine Obstruktion hervorzurufen. Auch beim Langlauftraining ist ein intervallartiges Aufwärmprogramm absolute Vorbedingung. Temperaturen ab −5° C und darunter sind Kontraindikationen, Skilanglauf zu betreiben.

Die Trainingsintensität bei Skilanglauf sollte wie bei anderen Sportarten höchstens im submaximalen Bereich liegen. Auch beim Skilanglauf gilt der Grundsatz des umfangbezogenen und nicht intensitätsbezogenen Trainings. Als Trainingsmethoden ist sowohl das extensive Intervalltraining als auch die Dauermethode geeignet.

SELBSTWAHRNEHMUNGSÜBUNGEN

Es gibt sowohl Patienten, die sich überschätzen und eine bestehende oder auch beginnende Obstruktion nicht wahrnehmen, als auch Patienten, die sich unterschätzen. Diese letztgenannte Patientengruppe vermeint Atemnot zu verspüren, obwohl keine vor-

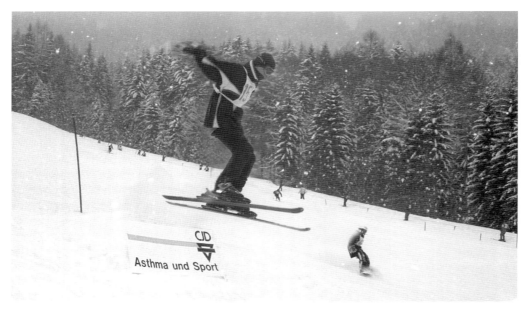

Abb. 37: Alpines Skilaufen in einem dem individuellen Können angepassten Gelände und bei einer Temperatur über −5° C ist gut möglich und hat nur geringes Risiko, einen belastungsinduzierten Asthmaanfall auszulösen.

handen ist. Der Sport bietet aufgrund seiner unterschiedlichen Anforderungssituationen (z.B. Ruhephasen und Belastungsphasen mit unterschiedlichen Intensitäten) gute Voraussetzungen für ein effektives Selbstwahrnehmungstraining. Dabei lässt sich die Selbsteinschätzung verbessern. Darüber hinaus werden die Patienten hinsichtlich ihrer individuellen Warnsignale sensibilisiert.

Schulung der Selbstwahrnehmung bei Kindern zwischen fünf und neun Jahren: Für die Darstellung des Zustands der Bronchien werden folgende Symbole eingesetzt:

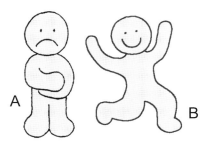

Abb. 38: Symbole in der Asthmaschulung zum Wahrnehmungstraining bei Kindern: A Asthmabeschwerden, B keine Asthmabeschwerden.

Die Peak-Flow-Meter der Kinder werden mit zwei kleinen Aufklebern versehen: einem weinenden und einem lachenden Gesicht. Das lachende Gesicht markiert den Bereich der individuellen Optimalwerte, das weinende deckt die spezifischen Kennwerte einer Obstruktion ab. Die Kennwerte können z.B. anhand eines Peak-Flow-Wochenprotokolls ermittelt werden. Z.B. mit Hilfe der Arbeitsblätter aus dem AVT (Asthma-Verhaltens-Training) werden die individuellen Asthmavorboten mit den Kindern erarbeitet. Die Kinder wählen aus den angebotenen Asthmavorboten für sie typische Warnsignale für einen Asthmaanfall aus. Asthmavorboten können sein: Pfeifen in der Brust, Husten, hochgezogene Schultern, "meine Brust ist

eng" usw. Vor jeder Peak-Flow-Messung gibt das Kind an, ob es Asthmavorboten spürt und entscheidet sich dann, ob der Zeiger des Peak-Flow-Meters in den Bereich des lachenden oder weinenden Gesichts kommt. Es trägt das entsprechende Gesicht in das dafür vorgesehene Protokoll ein. Dann pustet es in sein Peak-Flow-Meter. Stimmt das Gesicht auf dem Peak-Flow-Meter mit dem auf dem in das Protokoll eingetragenen überein, liegt das Kind mit seiner Einschätzung richtig.

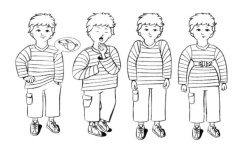

Abb. 39: Verschiedene Asthmavorboten: Pfeifen in der Brust, Husten, hochgezogene Schultern, Engegefühl in der Brust

Schulung der Selbstwahrnehmung bei Kindern ab zehn Jahre und Jugendlichen: In diesem Alter sind die Kinder in der Lage den Zustand der Bronchien genauer zu differenzieren. Eine Skala von 1 bis 4 soll den Zustand der Bronchien wiedergeben.

Dabei bedeutet:
(1) Keine asthmatischen Beschwerden
(2) Leichte asthmatische Beschwerden (ich bekomme meine Atembeschwerden mit Lippenbremse und atemerleichternder Körperstellung in den Griff)
(3) Mittelschwere asthmatische Beschwerden (ich muss mein Dosieraerosol nehmen, um meine Atembeschwerden in den Griff zu bekommen)
(4) Schwere asthmatische Beschwerden (zwei Hub aus meinem Dosieraerosol reichen nicht aus, um meine Atembeschwerden in den Griff

9

zu kriegen, ich muss noch zusätzlich Medikamente nehmen)

Mit Hilfe des Arbeitsblattes aus dem AVT "Wie schätze ich mich richtig ein" werden die individuellen Warnsignale erarbeitet und die Bereiche für gute und schlechte Peak-Flow-Werte festgelegt.

Vor jeder Peak-Flow-Messung überprüfen die Kinder und Jugendlichen, ob sie Warnsignale spüren. Sie entscheiden sich dann für die Qualität 1, 2, 3 oder 4 und tragen den entsprechenden Wert in das Protokoll ein. Dann pusten sie in das Peak-Flow-Meter und überprüfen, ob sie sich richtig eingeschätzt haben.

Literatur

Biberger A. (1987): Das Ausdauertraining bei der Behandlung des Asthma bronchiale im Kindes- und Jugendalter am Beispiel Skilanglauf. Vergleich von Intervall- und Dauerlaufmethode bezüglich einer Auslösung des Anstrengungsasthmas. München.

Döbler E. u. H. (2003): Kleine Spiele. Südwest-Verlag, München.

Lecheler J., Biberger A., Klocke M., Petermann F., Pfannebecker B. (1999): AVT - Asthmaverhaltenstraining, Trainerleitfaden. INA, Berchtesgaden.

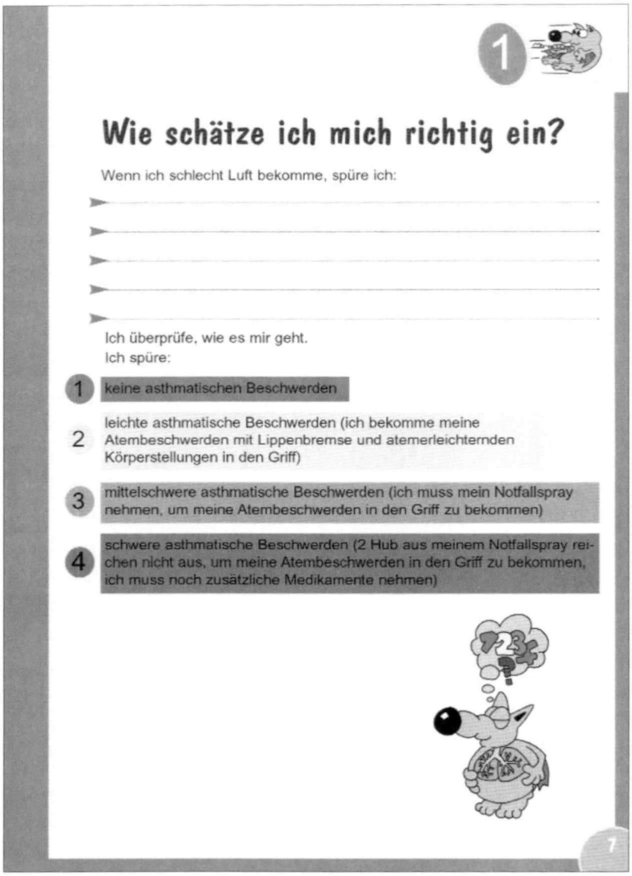

Abb. 40: Mit Hilfe des Arbeitsblattes aus dem AVT "Wie schätze ich mich richtig ein" werden die individuellen Warnsignale erarbeitet.

10 Konzeption und Organisation der Sporttherapie

Die Sporttherapie hat ein allgemeines Ziel: die Verbesserung und den Erhalt des Gesundheitszustandes. Um dieses Ziel zu erreichen, müssen Zielbereiche definiert werden, wie in Abbildung 41 dargestellt. Sie fließen in einem daraus abgeleiteten Trainingskonzept zusammen.

ZIELE UND KONZEPTION DER SPORTTHERAPIE

Sowohl der motorische als auch der krankheitsbezogene Zielbereich wurde in den bisherigen Kapiteln ausführlich dargelegt. Der sozial-affektive Zielbereich sieht die Sporttherapie als wesentliches Element verhal-

Allgemeines Leitziel: Verbesserung bzw. Erhaltung des Gesundheitszustandes		
motorischer Zielbereich	**Krankheitsbezogener Zielbereich**	**Sozial-affektiver Zielbereich**
Fertigkeiten	**Fähigkeiten**	**Fertigkeiten**
Ausdauer Koordination Kraft Flexibilität Schnelligkeit	Selbstwahrnehmung Trainingssteuerung Notfallmanagement	Kooperation Interaktion Integration Erfolgserlebnis

Trainingskonzept

Analyse des Ist-Zustandes
Zielformulierung
Konzeption
Durchführung und Steuerung des Trainings
Verlaufskontrolle
Dokumentation

Abb. 41: Dem allgemeinen Ziel der Sporttherapie – die Verbesserung bzw. Erhaltung des Gesundheitszustandes – lassen sich drei Zielbereiche unterordnen.

tensmedizinischer Beeinflussung. Grundlage des verhaltensmedizinischen Krankheitsverständnisses ist das Krankheitsfolgenkonzept der Weltgesundheitsorganisation WHO. Chronische Krankheiten bestehen danach nicht nur aus einem körperlichem Schaden (impairment), in vorliegendem Fall also dem hyperreagiblen Bronchialsystem, sondern auch aus den daraus entstehenden Folgen (disabilities), dem Anstrengungsasthma, bis hin zu den psychosozialen Konsequenzen (handicaps), zur sozialen Desintegration. In stationären Rehabilitationseinrichtungen ist die Sporttherapie auf ein derartiges Konzept abgestimmt.

Für die Sporttherapie gilt, ein klar strukturiertes Angebot zu formulieren, so dass diese Zielbereiche auch erreicht werden können. Die Sporttherapie muss in diesem Angebot unterschiedlichen Personen mit unterschiedlichen Fähigkeiten und Einschränkungen gerecht werden und ein individuell abgestimm-

ten Trainingskonzept formulieren können. Nach einer Analyse des Ist-Zustandes werden Zielformulierungen erarbeitet und ein Trainingskonzept erstellt. Die Durchführung und Steuerung des Trainings bzw. der Therapie wird in jedem Einzelfall durch dieses Konzept bestimmt.

In regelmäßigen Zeitabständen müssen Verlaufskontrollen und gegebenenfalls eine Änderung des Trainingskonzepts erfolgen. Als Beispiel kann das Sportkonzept des CJD Asthmazentrums Berchtesgadens dienen. Es bezieht sich auf Kinder, Jugendliche und junge Erwachsene, die hier langfristig rehabilitiert werden und neben der medizinischen Betreuung auch schulische und berufliche Förder- und Aufbauprogramme erhalten. Das dreistufige Sportkonzept hat sich in dieser Einrichtung seit Jahren bewährt.

Leider kann das Training nach der Rehabilitationsmaßnahme nicht im ambulanten Bereich nicht immer weitergeführt werden. Im

Stufe I: Therapiesport	Stufe II: Aufbautraining	Stufe III: Integration
Indikation: Schweres Anstrengungsasthma Erhebliche Defizite in Ausdauer und Koordination Inadäquatete Selbstwahrnehmung	**Indikation:** Mittelschweres Anstrengungs- asthma Defizite in der Kondition Defizite in der Koordination	
Ziele: Reduktion der Häufigkeit und Schwere des Anstrengungs- asthmas Verbesserung der koordinativen Leistungsfähigkeit Erhaltung bzw. Steigerung der allgemeinen aeroben Ausdauer Verbesserung der Selbstwahr- nehmung Prävention und Therapie der Osteoporose	**Ziele:** Reduktion der Häufigkeit und Schwere des Anstrengungs- asthmas Verbesserung der koordinativen Leistungsfähigkeit Verbesserung der allgemeinen Kondition	**Ziele:** Vermitteln von Freude an Spiel und Bewegung Aufzeigen des Sports als Mög- lichkeit einer sinnvollen Freizeit- gestaltung
Durchführung: Einzeltherapie 2–5 mal pro Woche	**Durchführung:** Homogene Kleingruppe (maximal 6 Teilnehmer) Zweimal pro Woche	**Durchführung:** Sportkurse Wochenendveranstaltungen

Abb. 42: Sportkonzept im CJD Asthmazentrum Berchtesgaden.

Gegensatz zum Herzsport gibt es in Deutschland noch kein flächendeckendes Netz von Lungensportgruppen. Neben speziellen Sportgruppen könnten gerade im Kinder- und Jugendbereich auch herkömmliche Breitensport- und Freizeitsportgruppen die Lücke zwischen stationärer Rehabilitation und wohnortnaher Betreuung schließen. Die Leiter solcher Gruppen sind jedoch ähnlich wie Sportlehrer an Schulen meist nicht in der Lage asthmakranke Kinder und Jugendliche adäquat zu fördern und in bestehende Gruppen zu integrieren.

ARBEITSGEMEINSCHAFT LUNGENSPORT IN DEUTSCHLAND E.V.

Dieser gemeinnützige Verein hat sich unter anderem zur Aufgabe gemacht, Übungsleiter für Lungensport auszubilden und Lungensportgruppen in Kooperation mit Landessportverbänden, Sportvereinen, Ärzten und Patienten vor Ort aufzubauen. Derzeit gibt es in Deutschland in 342 Vereinen 500 Lungensportgruppen, davon ca. 150 Gruppen für Kinder und Jugendliche. Ein aktuelles Verzeichnis kann man der homepage www.lungensport.org entnehmen. Die Finanzierung ambulanter Sporttherapie-Programme ist über die Rahmenvereinbarungen zum Rehabilitationssport geregelt. Der Arzt verordnet durch Ausfüllen des Formulars "Antrag auf Förderung von Rehabilitationssport/Funktionstraining" den Sport. Anschließend muss der Patient seine Teilnahme von der Krankenkasse genehmigen lassen. Die Sportvereine müssen Mitglied im Deutschen Behindertensportverband sein. Die AG Lungensport sorgt in Kooperation mit dem Deutschen Behindertensportverband für eine fachgerechte Durchführung der Sportstunden mit Einhaltung notwendiger Rahmenbedingungen. So führt die AG Lungensport in regelmäßigen Abständen verpflichtende Refresherkurse und Sonderseminare für die Übungsleiter durch.

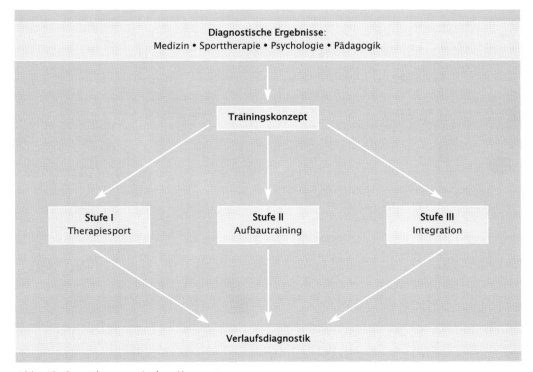

Abb. 43: Sporttherapeutisches Konzept.

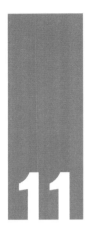

Atemtherapie und Entspannungstechniken

11

In der Besprechung von Einzelheiten der Praxis der Sporttherapie wurde bereits mehrfach auf Techniken der Atemtherapie und der Entspannung hingewiesen. Sowohl in der Aufwärmphase, wie in der Belastungsphase und ganz besonders in der Abklingphase einer sportlichen Betätigung ist es für den asthmakranken Patienten vorteilhaft, über ein Spektrum von Hilfen zu verfügen, die nicht nur zur allgemeinen Entspannung führen, sondern auch eine beginnende Atemwegsobstruktion abschwächen können.

Im Kindes- und Jugendalter vor allem können Sporttherapiestunden auch genutzt werden, um Techniken zur Bewältigung eines Asthmaanfalls wie die korrekte Anwendung von Inhaliergeräten, die dosierte Lippenbremse und atemerleichternde Körperstellungen zu erlernen und einzuüben. Daher sind Atem- und Entspannungsübungen ebenfalls wesentliche Bestandteile der Sporttherapie.

ATEMTHERAPEUTISCHE TECHNIKEN
Dosierte Lippenbremse
Bei der dosierten Lippenbremse soll der Patient, wenn möglich durch die Nase einatmen und langsam wieder durch den Mund ausatmen. Die Lippen werden dabei leicht aufeinander gelegt, so dass nur noch ein kleiner Spalt offen bleibt und die Luft langsam und durch die Lippen gebremst nach außen strömen kann. Die Wangen dürfen sich dabei

nicht aufblasen. Durch diese Atemtechnik gegen die "Stenose" oder "Bremse" der Lippen kommt es zu einer Verhinderung der gepressten Ausatmung, die manche Patienten schnell vornehmen, vor allem dann, wenn sie Angst und Panik verspüren. Die Stenose bewirkt einen erhöhten Druck im Bronchialsystem während der Ausatmung. Dadurch wird einem Kollaps der Atemwege entgegengewirkt, wie er oft durch die gepresste Ausatmung beim Asthma entstehen kann.

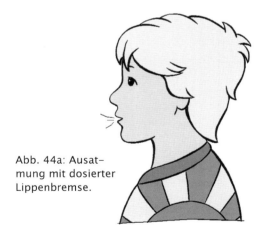

Abb. 44a: Ausatmung mit dosierter Lippenbremse.

Übungen zum Erlernen der dosierten Lippenbremse:
● Wattebällchen auf einer Linie entlang pusten. Es muss ein Ziel (Linie) vorgegeben sein, damit man gezwungen ist, lange und dosiert auszuatmen.

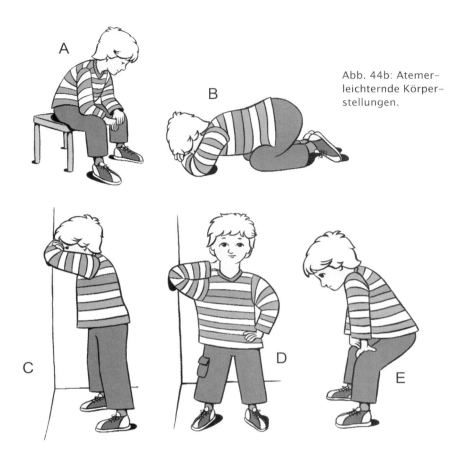

Abb. 44b: Atemer-
leichternde Körper-
stellungen.

● Seifenblasen produzieren und dabei eine möglichst große Seifenblase pusten.
● Paarweise im Wasser (Abstand ca. ein Meter) Tischtennisbälle einander zupusten.

Atemerleichternde Körperstellung
Das Prinzip der atemerleichternden Körperstellungen beruht darauf, dass durch das Abstützen der Arme, der Brustkorb vom Gewicht des Schultergürtels entlastet wird, durch das leichte Öffnen der Beine, der Bauch nach unten Platz zum Atmen bekommt und durch die nach vorne gebeugte Körperhaltung, die inspiratorische Rippenbewegung erleichtert wird. Beispiele für atemerleichternde Körperstellungen:
● Kutschersitz (A)
● Torwartstellung (E)

● Hängebauchschwein (B)
● Joe cool (D)
● Heuler an der Wand (C)
Die atemerleichternden Körperstellungen werden immer gemeinsam mit der dosierten Lippenbremse durchgeführt. Es ist nicht notwendig, dass sämtliche Positionen beherrscht werden. Vielmehr soll jeder Patient mindestens eine "Lieblingsposition" haben, die ihm im Asthmaanfall hilft. Teilweise nehmen die Patienten je nach Situation unterschiedliche Positionen ein z.B. den Torwart beim Sport, den Kutschersitz im Bus, das Hängebauchschwein zu Hause.

Spiel zum Einüben der atemerleichternden Körperstellungen und der Lippenbremse:
Die Teilnehmer bewegen sich zur Musik frei

11

im Raum. Verstummt die Musik, muss so schnell wie möglich eine atemerleichternde Körperstellung eingenommen werden und die dosierte Lippenbremse durchgeführt werden. Ein vorher bestimmter Teilnehmer überprüft, ob dies korrekt durchgeführt wird. Aufgabenwechsel: In mehreren Durchgängen sollen die Teilnehmer unterschiedliche Positionen ausprobieren, um die "Lieblingsposition" herauszufinden.

ATEMÜBUNGEN IN DER SPORTTHERAPIE

Die asthmakranken Patienten sollen durch Atemübungen vor, während und nach der Sporttherapie erfahren und lernen, dass der Atemvorgang beeinflussbar ist. Weiterhin sollen sie lernen, wie man die Atmung einer körperlichen Belastung anpassen kann.

Dabei gilt als Faustregel: In die Bewegungsrichtung ausatmen und beim Zurückgehen in die Ausgangsposition wieder einatmen. Die Ausatmung soll mindestens doppelt so lang sein wie die Einatmung.

Beim Gehen oder Laufen je nach Geschwindigkeit z.B. einen Schritt lang einatmen und drei Schritte lang mit Lippenbremse ausatmen.

Übungen zur Atemwahrnehmung
• Rückenlage, Beine sind aufgestellt, Hände sind auf dem Bauch; Wahrnehmung der Bauchatmung.
• Rückenlage, Beine sind aufgestellt, Hände sind unter der Lendenwirbelsäule; Wahrnehmen, ob der Druck auf die Hände bei der Ein- oder Ausatmung stärker ist.
• Schneidersitz, Hände sind an den Rippenbögen; Wahrnehmung der Flankenatmung.

Entspannung

Die Entspannung in der Sporttherapie dient der Schaffung einer angstfreien Atmosphäre, die ein strukturiertes Arbeiten erlaubt und vorbereitet. Entspannungsübungen sind in diesem Zusammenhang nicht als eigenständige therapeutische Methode zu sehen, sondern als unterstützender und vorbereitender Faktor, z.B. für die Aufwärmphase. Die

Entspannung sollte nicht länger als zehn Minuten dauern. Als Entspannungsverfahren eignen sich die Progressive Muskelrelaxation nach Jacobson, das Autogene Training und kombinierte Entspannungsverfahren wie z.B. Kapitän-Nemo-Geschichten.

Progressive Muskelentspannung nach Jacobson

Das Entspannungserleben beruht auf der Wahrnehmung des Gegensatzes bewusster Muskelanspannung und Entspannung. Einzelne Muskelgruppen wie Arme, Beine, Stirn, Schultern werden schrittweise angespannt und wieder entspannt. Dadurch wird die Aktivität der angesprochenen Muskelgruppen reduziert, was ein Ruhe- und Entspannungsempfinden hervorruft.

Autogenes Training

Als Einstiegsritual vor der Sporttherapie erweisen sich zwei Standardübungen des Autogenen Trainings, die Schwere- und die Wärme-Übung als sinnvoll. Durch die Schwere-Übung (z.B. mein rechter Arm ist schwer) kommt es zu einer neuromuskulären Tonusminderung in der Skelettmuskulatur der angesprochenen Extremitäten, was ein Entspannungserleben hervorruft. Eine anschließende Wärme-Übung (z.B. mein rechter Arm ist warm) führt zu einer peripheren Gefäßerweiterung, was das Entspannungserleben noch verstärken kann. Wenn Teilnehmer auch an Neurodermitis leiden, sollten nur Schwereübungen zur Entspannung benutzt werden.

Kapitän-Nemo-Geschichten

Kapitän-Nemo-Geschichten kombinieren das Autogene Training mit Imaginationen und haben das Ziel, motorische Ruhe zu erzeugen und Erregungen abzubauen. Dieses Entspannungsverfahren empfiehlt sich vor allem im Kindesalter und kann bei Kindern ab ca. vier Jahren bis zu zwölf Jahren durchgeführt werden. In der so genannten bildgetragenen Kurzentspannung, werden Bilder eingesetzt, die Ruhe und Entspannung hervorrufen und sich mit den Grundübungen des Autogenen Trainings (Schwere- und Wärme-Übung) verbinden lassen.

Im Falle der Kapitän-Nemo-Geschichten werden Bilder der Unterwasserwelt gewählt. Das Medium Wasser erzeugt ein Gefühl der Schwerelosigkeit, Bewegungen können nur langsam ausgeführt werden und der Körper kann ohne Probleme in unterschiedliche Positionen gebracht werden. Instruktionen in Bezug auf die Wärme des Wassers, der Helligkeit und Sonnendurchflutung verstärken das Unterwassererleben. Für die Erlebnisse in der Unterwasserwelt schlüpfen die Kinder jedes Mal in einen wunderbaren und vollständig sicheren Taucheranzug. In das An- und Ausziehen des Anzuges wird die Wärme-Übung des Autogenen Trainings integriert. Bei Kindern die Angst vor Wasser haben können derartige Geschichten nicht verwendet werden.

Beispiel "Wir besuchen Wale":
Jedes Kind legt sich auf den Rücken auf eine Matte. Die Arme liegen neben dem Körper, die Beine sind gestreckt und die Fußspitzen fallen locker nach außen. Wer kann, schließt die Augen. Alle hören zu.
Die Geräusche um uns herum stören uns überhaupt nicht. Wir konzentrieren uns nur auf uns und werden ganz ruhig. Stell dir vor, du bist von Kapitän Nemo in sein riesiges und bequemes Unterwasserboot Nautilus eingeladen und ihr unternehmt gemeinsam einen Unterwasserausflug. Dazu ziehst du diesen speziellen Taucheranzug an. du schlüpfst mit dem rechten Bein hinein und spürst:

● Dein rechtes Bein ist ganz warm, dein rechtes Bein ist ganz warm, dein rechtes Bein ist ganz warm.
● Dann schlüpfst du mit dem linken Bein hinein und du spürst:
● Auch dein linkes Bein ist ganz warm, dein linkes Bein ist ganz warm, dein linkes Bein ist ganz warm.

● Beide Beine sind ganz warm, beide Beine sind ganz warm, beide Beine sind ganz warm.
● Jetzt ziehst du den Taucheranzug über den Po und schlüpfst mit dem rechten Arm hinein und du spürst:
● Dein rechter Arm wird ganz warm, dein rechter Arm ist ganz warm, dein rechter Arm ist ganz warm.
● Dann schlüpfst du mit dem linken Arm hinein und du spürst:
● Auch dein linker Arm ist ganz warm, dein linker Arm ist ganz warm, dein linker Arm ist ganz warm.
● Du spürst: Beide Arme sind ganz warm, beide Arme sind ganz warm, beide Arme sind ganz warm.
● Du ziehst noch die Kapuze über den Kopf und machst den Reißverschluss zu. Jetzt bist du in deinem Taucheranzug rundum geschützt. Du fühlst dich wohl und vollkommen sicher. Zum Schluss ziehst du noch die Flossen an, setzt die Taucherbrille auf und nimmst die Sauerstofflasche auf den Rücken Du nimmst das Mundstück in den Mund und bist bereit für den Unterwasserausflug.
Kapitän Nemo und du gleiten durch die Einstiegsluke der Nautilus ins Wasser. Heute wollt ihr Wale, die größten Tiere der Welt besuchen. Kapitän Nemo gibt dir ein Zeichen und es geht los. Du folgst ihm durch die Unterwasserwelt, in der es viele wundersame Tiere und Pflanzen gibt. Das Wasser ist ganz warm und von der Sonne durchflutet, so dass die Fische und Korallen in bunten Farben leuchten. Plötzlich siehst du in der Ferne etwas Riesengroßes. Ihr schwimmt näher heran und du erkennst jetzt, dass es ein großer Wal ist. Es ist eine Wal-Mutter, denn nah an ihrem Bauch schwimmt ein kleines Wal-Baby. Kapitän Nemo und du beobachten, wie diese Tiere majestätisch und ganz ruhig ihre Kreise im Wasser ziehen. Nach einer Weile haben sich die zwei Wale an euch gewöhnt und das Wal-Baby schwimmt nun auch weiter weg von seiner Mutter. Es schwimmt vorsichtig auf euch zu, dreht einige Runden um dich und stupst dich mit seiner Nase, als wollte es

sagen: "Komm spiel mit mir." Du versuchst dem Wal-Baby nach zu schwimmen, um es zu streicheln, aber es ist viel zu flink und wendig. Die Wal-Mutter schaut euch aus der Ferne beim Spielen zu. Schließlich gibt sie ihrem Baby ein Zeichen und der kleine Wal schwimmt wieder zu seiner Mutter. Er dreht sich noch einmal kurz um und schlägt mit der rechten Vorderflosse als ob er winken würde. Dann ziehen die beiden ab und verschwinden wieder in dem großen Ozean. Auch für euch ist es nun Zeit wieder zurück zu schwimmen und Kapitän Nemo gibt dir das Zeichen, ihm zu folgen. Nach einer Weile erkennt ihr die Umrisse des Unterwasserbootes Nautilus. Dort angekommen steigt ihr durch die Luke in das Unterwasserboot hinein.

• Du nimmst die Sauerstoffflasche ab, ziehst die Taucherbrille und die Schwimmflossen aus. Du öffnest den Reißverschluss an deinem Taucheranzug und ziehst die Kapuze ab. Dann schlüpfst du mit dem rechten Arm aus dem Taucheranzug und du spürst:
• Dein rechter Arm ist immer noch ganz warm, dein rechter Arm ist ganz warm, dein rechter Arm ist ganz warm.
• Dann schlüpfst du auch mit dem linken Arm heraus und du spürst:
• Dein linker Arm ist ganz warm, dein linker Arm ist ganz warm, dein linker Arm ist ganz warm.
• Du ziehst den Taucheranzug über den Po nach unten und schlüpfst jetzt mit dem rechten Bein heraus und du spürst:
• Auch Dein rechtes Bein ist ganz warm, dein rechtes Bein ist ganz warm, dein rechtes Bein ist ganz warm.
• Jetzt schlüpfst du mit deinem linken Bein heraus und auch
• das linke Bein ist ganz warm, dein linkes Bein ist ganz warm, dein linkes Bein ist ganz warm.
• Du genießt noch eine Weile die angenehme Wärme deiner Arme und Beine.
• Dann öffnen wir die Augen, strecken uns, atmen tief ein und durch die Lippenbremse wieder aus.

Literatur

Siemon G. & Ehrenberg H. (1996): Leichter atmen - besser bewegen. Perimed-Spitta-Verlag Balingen.

Petermann, F. u. Vaitel, D. (1993): Handbuch der Entspannungsverfahren. Band 1: Grundlagen und Methoden. Beltz Psychologie Verlags Union.

Petermann, F. u. Vaitel, D. (1994): Handbuch der Entspannungsverfahren. Band 2: Anwendungen. Beltz Psychologie Verlags Union.

Lecheler J., Biberger A., Klocke M., Petermann F., Pfannebecker B. (1999): AVT – Asthmaverhaltenstraining, Trainerleitfaden. INA, Berchtesgaden.

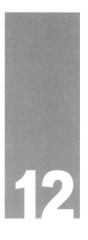

12 Effekte von Sport- und Bewegungsprogrammen auf das Anstrengungsasthma

Reduziertes Bewegungsverhalten und sedentary lifestyle können bereits frühzeitig die Weichen zur Asthma-Enstehung stellen, wie im Kapitel 1 bereits beschrieben. Dafür spricht sowohl eine große Schulkinderstudien (Rassmussen 2000) als auch eine Zwillingsstudie (Huovinen 2001).

Unlängst wurde diese Erkenntnis in einem Tierversuch eindrucksvoll demonstriert: Mäuse, die mit Ovalbumin sensibilisiert wurden und ein hyperreaktives Bronchialsystem entwickelten, wurden entweder mit einem sedentary lifestyle oder mit einem exercised lifestyle konfrontiert. Bei den inaktiven Mäusen bildete sich eine hochgradig inflammatorisch veränderte Schleimhaut, die bei den aktiven Mäusen vollständig vermieden werden

konnte. Die Anzahl der Entzündungszellen nahm bei den inaktiven Mäusen in gleichen Umfang zu (Pastva 2004, vgl. Abb. 45).

Diese Erkenntnisse haben die Bedeutung von Sport und Bewegung im Asthma-Management nochmals in einem anderen Licht erscheinen lassen. Bisher ging man davon aus, dass Anstrengungsasthma dadurch entsteht, dass durch die mit der körperlichen Bewegung verbundene Hyperventilation die hyperreaktiven Atemwege entweder abkühlen oder austrocknen. Da körperliches Training zu mehr Ökonomie in der Atemarbeit führt, reduziert sich der hyperventilatorische Aufwand und die Schwelle, an der Anstrengungsasthma auftritt, wird nach oben verschoben. Nach dieser Vorstellung bleibt das Ausmaß der

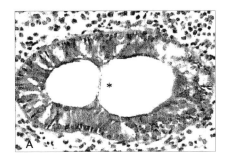
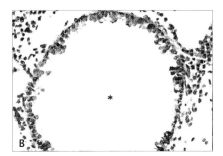

Abb. 45: Querschnitt durch Atemwege A): bei sitzender Lebensweise und B) bei regelmässiger Bewegung im Mausmodell. Bei sitzender Lebensweise entstehen entzündliche, asthma-ähnliche Veränderungen der Schleimhaut, die bei bewegungsbetonter Lebensweise vollständig verschwinden (nach Pastva 2005).

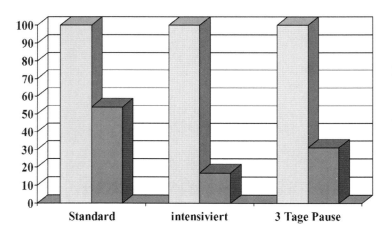

Abb. 47: Effekt eines vierwöchigen täglichen Sportprogrammes auf Anstrengungsasthma (in %) (n= 49 Kinder und Jugendliche, nach Stein).

bronchialen Hyperreaktivität unverändert. Das Anstrengungsasthma wird nicht verhindert, sondern lediglich verschoben und tritt bei Trainierten erst bei höherer Belastungsstufe auf. Vermutlich ist der Benefit regelmässiger körperlicher Aktivität jedoch noch deutlich verstärkt, wenn auch eine Reduzierung inflammatorischer Veränderungen erreicht werden kann, wie jetzt am Tiermodell gezeigt.

In klinischen Studien lassen sich dafür Bestätigungen finden: So zeigt eine Untersuchung an 11-jährigen Asthmakindern und einer gesunden Kontrollgruppe nicht nur, dass Asthmakinder durchaus in der Lage sind, gleichartige Leistungen zu erbringen wie ihre gesunden Spielkameraden. Wenn sie aber inaktiv sind, so fallen sie in ein besonders tiefes Loch und erzielen signifikant schlechtere Funktionswerte wie gesunde Gleichaltrige, die ebenfalls inaktiv sind (Fink 1993, Abbildung 46). Daraus lässt sich vermuten, welche negativen Folgen eine dauerhafte Schulsportbefreiung bei Asthmakindern haben kann und wie bedeutsam eine regelmässige Bewegung für diese Kinder ist.

	Kontrollp. ohne Sport (n=16)	Kontrollp. mit Sport (n=16)	Asthma: nie Sport (n=17)	Asthma: selten Sport (n=16)	Asthma: regelm. Sport (n=16)
max. O2-Aufnahme (VO2 max, %Sollwert)	103	129	83*	101	122
O2 Puls (%Sollwert)	105	129	85*	105	127
Anaerobe Schwelle (%Sollwert VO2 max)	56	61	46*	57	60

Abb. 46: Ergebnisse von Belastungstests bei 11-12jährigen Asthmatikern (nach Fink 1993) * = signifikanter Unterschied.

Die Regelmässigkeit ist dabei nicht zu vernachlässigen: So zeigen Kinder zwar nach einem vierwöchigen täglichen Sportprogramm während eines Rehabilitationsaufenthaltes einen signifikanten Rückgang in der Auslösung des Anstrengungsasthmas, dieser Effekt lässt jedoch nach, sobald bereits zwei Tage Pause entsteht und die regelmäßige körperliche Aktivität in so kurzer Zeit eingestellt wird (Stein 2001).

Bei erwachsenen Asthmatikern zeigen kontrollierte Studien bei in 10–12 Wochen durchgeführten Sportprogrammen eine Steigerung der maximalen Sauerstoffaufnahme bei einer Verringerung der Minutenventilation (Hallstrand 2000), der allgemeinen Fitness (Robinson 1992), Verbesserung der Dyspnoe-Empfindung (Cochrane 1990) sowie – durchgängig in allen Studien – eine Verbesserung der Lebensqualität einschliesslich der asthmaspezifischen Lebensqualität. Auch bei Kindern lässt sich eine Steigerung der Leistungsparameter nachweisen, verbunden mit verbesserter Fitness und einer Reduzierung des wheezing (giemendes Atemgeräusch) bei Belastung (Varray 1991).

Für Kinder und Jugendliche möglicherweise noch bedeutsamer sind die psychologischen Begleitumstände einer erfolgreichen sportlichen Betätigung: Während Kinder in Befragungen sich vor allem dann als krank ansehen, wenn sie bei Bewegung und Sport nicht mit gleichaltrigen mithalten können (viel eher als bei anderen Parametern wie z. B. regelmäßige Medikamenteneinnahme u. a.) so hat dieser Aspekt auch eine Kehrseite. Je erfolgreicher ein chronisch asthmakrankes Kind wieder in Sportprogramm reintegriert werden kann, desto erfolgreicher verlaufen auch mentale Prozesse, und schulische Entwicklungsstörungen können so effizienter bekämpft werden, als wenn diese Störungen lediglich durch mentale Prozesse selbst verbessert werden sollen (Petermann & Lecheler 1993, Freudenberg 1980).

Literatur

Cochrane LM & Clark CJ (1990): Benefits and problems of a physical training program for asthmatic patients. Thorax 45, 345–351.

Fink et al. (1993): Assessment of exercise capacity in asthmatic children with various degrees of activity. Pediatr Pulmonol 15,41–43.

Freudenberg N. Feldman C, Clark N, Millman e, Valle I, Wasilewski Y (1980) The impact of bronchial asthma on school attendance and performance, J School Health 50, 522–526.

Hallstrand TS, Bates PW, Schoene RB (2000): Aerobic conditioningin mild asthma descreases the hyperpnea of exercise and ventilatory capacity. Chest, 118, 1460–1469.

Huovinen E, Kaprio J, Laitinen LA, et al. (2001): Social predictors of adult asthma: a co-twin case-control study. Thorax, 56(3) 234-6.

Pastva A., Estell K., Schoeb T. et al. (2004): Aerobic exercise attenuates airway inflammatory responses in a mouse model of atopic asthma. J Immunol 172, 4520–4526.

Petermann F. & Lecheler J. (1993): Asthma bronchiale im Kindes- und Jugendalter. Behandlungskonzepte und Krankheitsbewältigung. Quintessenz-Verlag München.

Rasmussen F. et al. (2000): Low physical fitness in childhood is associated with the development of asthma. Eur Resp J 16, 866–870.

Robinson D., Egglestone D., Hill P. et al. (1992): The effects of a physical conditioning program on asthmatic patients. N. Z. Med J 105, 253–256.

Stein D. et al.: Der Allgemeinarzt 12(2001),3–9.

Varray AL, Mercier J., Terral C. & C. (1991): Individualized aerobic and high intensity training for asthmatic children in an exercise readaptation programm – is training always helpful for better adaptation to exercise? Chest 99, 579–586.

12

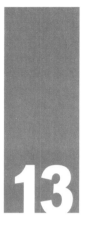

Sportprogramme für asthmakranke Patienten in neuen Versorgungsformen

Disease-Management-Programme (DMP´s) und integrierte Versorgung eröffnen in Deutschland neue Möglichkeiten, chronisch kranke Patienten gezielter und effizienter zu betreuen. Während Programmbestandteile von DMP´s von Konsensbeschlüssen zahlreicher Gremien abhängig sind und jeweils vom Bundesversicherungsamt genehmigt werden müssen, sind integrierte Versorgungsverträge weniger bürokratisch und von kleineren Ärzte- oder Klinikgruppen mit einzelnen Krankenkassen auszuhandeln. Patienten können sich frei entscheiden, ob sie für sich einem dieser Systeme zustimmen; sie müssen es jeweils mit ihrer Unterschrift dokumentieren. Als Vorteil haben sie ein Netzwerk von besonders kompetenten Vertragspartnern, die alle wichtigen Bestandteile eines modernen Krankheitsmanagement gewährleisten können. Dazu gehören neben qualitätsgesicherten Schulungsprogrammen auch Sportangebote. Im folgenden wird vor allem auf die Integrierte Versorgung eingegangen, da DMP´s

Bei Komorbiditä-
ten bzw. besonderen
Problemen werden weitere
Versorgungswege eröffnet
(Beispiel: Jugendhilfe, Berufsvor-
bereitende Programme)

Stationäre Rehabilitation erhalten nur die Kinder, die sonst nicht optimal behandelbar sind

Intensivschulungen (Asthmacamps) werden dann angewendet, wenn ambulante Schulung nicht möglich ist. Komorbiditäten werden dabei abgeklärt.

Kinder mit Asthma werden beim Kinderarzt leitliniengerecht behandelt. Jedes Kind erhält eine Schulung.

Abb. 47: Konzept der Integrierten Versorgung.

zum Redaktionschluss noch nicht vollständig ausverhandelt waren.

Die Integrierte Versorgung bringt zunächst eine Verkürzung von Behandlungszeiten, wenn die Patienten an der Integrierten Versorgung teilnehmen: Wartezeiten werden reduziert, Doppeluntersuchungen werden vermieden und der Zugang zu notwendigen Diagnose- und Therapieschritten wird verbessert. Ein Fallmanager organisiert alle Versorgungsmodule, so auch den Zugang zu Sportgruppen.

Die beteiligten Ärzte und Kliniken haben insofern einen Vorteil, als sie mit der Beteiligung an der integrierten Versorgung ein klares Praxisprofil erhalten und die organisatorische Belastung durch die chronisch kranken Patienten durch koordinierte Abläufe reduzieren können. Behandlungsprozesse werden dadurch wirtschaftlicher, Kommunikationswege kürzer und effektiver.

Ein besonders gutes Beispiel ist die Organisation von Asthmaschulungen und Asthmasportgruppen. Während einzelne Ärzte nicht die notwendige Zahl der altershomogenen Patienten darstellen können, um eine effiziente und für beide Seiten befriedigende Sportgruppe zu realisieren, kann dies ein Ärztenetzwerk innerhalb der integrierten Versorgung durchaus darstellen.

Bei den vorhandenen Verträgen zur integrierten Versorgung von asthmakranken Patienten sind folgende Module vertraglich festgelegt:
● Fallmanagement durch den im Vertrag eingebundenen Arzt
● Instruktion bei der Erstdiagnose Asthma bronchiale
● Verhaltensorientierte Asthmaschulung nach den Standards der Fachgesellschaft
● Bei Kindern unterhalb des 5. Lebensjahres zusätzlich Elternschulung
● Asthmasportgruppen, wobei in diesem Fall

die Zahl der Beteiligten, die Dauer der Sportstunde und selbstverständlich die finanzielle Zuwendungen der Krankenkasse von den Leistungserbringern festgelegt ist

Reichen diese ambulanten durchzuführenden Versorgungsmodule nicht aus, sind teilstationäre Programme (Asthmacamps) oder stationäre Rehabilitationsmaßprogramme in die integrierte Versorgung eingeschlossen. Sport- und Bewegungsprogramme in diesen teilstationären oder stationären Programmen können prä- oder poststationär in den ambulanten Modulen fortgeführt werden (siehe dazu Abb. 47).

Da alle Beteiligten über ein modernes Informationssystem eng verknüpft sind, ist eine nahtlose Überführung von ambulanten und stationären Behandlungsformen möglich. Die bisher häufig beklagte Lücke zwischen diesen Versorgungssystemen existiert zumindest theoretisch nicht.

Literatur

Lecheler J. (2005): Integrierte Versorgung asthmakranker Kinder und Jugendlicher. Prävention & Rehabilitation, 17, 83–89.

13

14 Sport und Bewegung als zentraler Teil einer verhaltenswirksamen Asthmaschulung

ZIELE DER ASTHMASCHULUNG BEI KINDERN UND JUGENDLICHEN

Die steigende Morbidität und Mortalität an Asthma bronchiale im Kindes- und Jugendalter in den siebziger und achtziger Jahren hat zu zahlreichen Forschungsansätzen geführt. So führte Strunk (1985) eine retrospektive Untersuchung an Kindern durch, die an Asthmaanfällen verstorben waren. Er verglich sie mit Fällen ähnlichen Schweregrades, bei denen es jedoch nicht zum Ableben kam.

Die Studie zeigte einen signifikanten Anstieg der Mortalitätsrate dann, wenn Verhaltensprobleme sowie Eltern-Kind-Konflikte als Komplikationen auftraten. Demnach war weniger der Schweregrad der Erkrankung selbst und die damit verbundenen somatisch definierten Variablen für die Todesfälle ausschlaggebend als vielmehr Probleme im Umfeld der Erkrankung. Die familiäre Unterstützung war bei den an Asthma verstorbenen Kindern mangelhaft, entsprechend öfter traten Schwierigkeiten bei der Durchführung der Therapie sowie Eltern-Kind-Konflikte und familiäre Krisen auf.

Aber auch manipulativer Umgang mit der Erkrankung von Seiten der Kinder, mangelnde Selbsteinschätzung und die Unfähigkeit, auf Exacerbationen des Asthmas angemessen zu reagieren, war festzustellen. Dieses fehlende Selbstmanagement wurde ergänzt durch eine schlechte Compliance. Compliance wird dabei nicht verstanden als unreflektiertes Befolgen

ärztlicher Therapieanweisungen, sondern als Einsicht in die Notwendigkeit eines vom Arzt empfohlenen Therapievorschlages. Individuelle Bewältigungsmöglichkeiten, Wünsche und Bedürfnisse sind mit dem Arzt abgeklärt und haben Eingang in den Therapieplan gefunden, der dann nicht befolgt, sondern als notwendig akzeptiert wird.

Als Folge dieser und ähnlicher Untersuchungen entstanden verhaltensmedizinisch orientierte Asthma-Schulungsprogramme, die folgende Ziele hatten:

GENERELLE ZIELE DER PATIENTENSCHULUNG:
- Krankheitswissen/ Krankheitseinsicht
- Behandlungseinsicht
- verbesserte Compliance
- verbesserte Lebensqualität

Asthmaspezifische Ziele der Patientenschulung im Kindesalter:
- Vermeiden von Asthmaauslösern
- Sport trotz Anstrengungsasthma
- Reduzierung der bronchialen Hyperreaktivität
- Sichern der Medikamenteneinnahme (z.B. Vermeiden von Kortikophobie)
- Verhindern von Asthmaanfällen

Schulungen mindern damit die Krankheitsfolgen und bauen neues Bewältigungsverhalten auf. Das zentrale Anliegen ist dabei, Kindern und ihren Eltern ein eigenverantwortliches Krankheitsmanagement zu ermöglichen.

Eigenverantwortliches Asthmamanagement bedeutet:
- Das Expertenwissen des Arztes zu nutzen
- Eine anfallsvermeidende Basisbehandlung zu akzeptieren und im Alltag zu praktizieren
- Langfristig bedeutsame Entscheidungen (z.B. Berufswahl) unter Berücksichtigung eines möglichen Asthmarisikos zu treffen
- Wesentliche Asthmarisiken im Alltag vermeiden, d.h. auch dem Anstrengungsasthma adäquat zu begegnen
- Krisenanzeichen und Vorboten einer Exacerbation frühzeitig wahrzunehmen
- Über einen individuell maßgeschneiderten Notfallplan zu verfügen.

DURCHFÜHRUNG DER ASTHMA-SCHULUNG / DES ASTHMA-VERHALTENSTRAININGS

Das Asthmaverhaltenstraining erreicht bei Kindern und Jugendlichen die genannten Ziele durch vier Schritte:

- Der erste Baustein im Asthmaverhaltenstraining ist die **Informations- und Wissensvermittlung**. Sie kann zwar, wie erwähnt, alleine noch zu keiner langfristigen Verhaltensänderung führen, stellt jedoch die Basis weiterer Bausteine des AVT-Programmes dar. Das den Kindern übermittelte Wissen enthält Informationen über die Krankheit, ihre Erkennung und Behandlung und bezieht auch die Auswirkungen der Krankheit auf das alltägliche Leben mit ein. Gleichermaßen von Bedeutung ist das Training von Hilfstechniken wie das Benutzen von Dosier-Aerosolen, Handhabung von Inhaliergeräten oder auch physiotherapeutische Maßnahmen. Dazu gehört das Erlernen von atemerleichternden Körperstellungen und der Lippenbremse, die Vermeidung von unproduktivem Husten und weitere Techniken. Ein wesentlicher Punkt ist

in diesem Zusammenhang das Durchsprechen und Einüben eines funktionierenden Notfallplanes.

- Der nächste Schritt besteht in der **Schulung der Selbstwahrnehmung**. Dabei werden zwei Ziele verfolgt:
  - Körperwahrnehmung
  Intern: Interozeption der Vorgänge bei der Atmung und ihre Vorboten
  Extern: Wirksamkeitsschulung von Medikamenten auf die Atemwege
  - Wahrnehmung der Asthma-Auslöser

In beiden Fällen werden Instrumente und Hilfsmittel (wie zum Beispiel das Peak-Flow-Meter) eingesetzt.

- Für die langfristige Wirksamkeit der Schulung ist jedoch die Verhaltenseinübung entscheidend: Die angestrebte Verhaltensmodifikation erfolgt in komplexen Lernschritten, die das Kind in die Lage versetzt, eigene Handlungsschritte zu beurteilen, ggf. zu kritisieren und beim nächsten Bewältigungsversuch zu verbessern. Verhaltenstherapeutische Techniken wie **Rollenspiele** sind in diesem Programmteil essentielle Bestandteile. Dabei werden Kommunikations- und Interaktionsfertigkeiten ebenso eingeübt, wie prosoziales Verhalten aufgebaut und Verantwortungsbewusstsein geschult.
Ein besonderes Kapitel stellt die Einübung richtigen Verhaltens bei Sport und Bewegung dar, da asthmakranke Kinder und Jugendliche ihre Behinderung vor allem durch ihre körperliche Leistungsfähigkeit bei altersentsprechenden Sport- und Bewegungsprogrammen definieren.

- Ein vierter und letzter Schritt beim Verhaltensmedizinischen Training mit asthmakranken Kindern und Jugendlichen ist das **Einüben krankheitsspezifischer sozialer Fertigkeiten**. Dazu gehört zum einen der Abbau krankheitsspezifischer Ängste (s.o.), zum anderen auch der Aufbau kooperativer Verhaltensweisen. Vor allem die Kinder und Jugend-

14

lichen, die verweigernde und aggressive Verhaltensweisen an den Tag legen, gelten als Risikopatienten, denen die Krankheitsbewältigung häufiger nicht gelingt.

Nachschulungen

Lernprogramme sind auf Wiederholungen aufgebaut – d.h. einmal erreichte Lernfortschritte sind wenig wert, wenn nicht altersgemässe Reminders, Erinnerungs- und Wiederholungssequenzen vorgesehen sind. Ein besonders interessantes Programm ist das internetbasierte Myair.tv – Programm der Arbeitsgemeinschaft Asthmaschulung im Kindesalter. Evaluationsergebnisse zeigen einen anhaltenden Lerneffekt (Runge & Lecheler 2006).

FORMALE VORAUSSETZUNGEN

Verhaltensmedizinische Patientenschulungsprogramme wie das Asthmaverhaltenstraining werden in einem zeitlichen Rahmen von 10 Terminen durchgeführt, wobei jeder Termin 1,5 – 3 Stunden in Anspruch nimmt. Krankenkassen, die diese Leistung bezahlen, haben in der Regel diesen zeitlichen Umfang auch als Vergütungsgrundlage genommen und festgeschrieben.

Offen bleibt, inwieweit Modifikationen vorgenommen werden müssen, um eine möglichst große Zahl von betroffenen Kindern und Jugendlichen zu erreichen. So ist auch ein "Baukastenprinzip" denkbar, bei dem ein einfacher Grundbaustein allen angeboten wird, zumindest Risikogruppen unter asthmakranken Kindern und Jugendlichen aber noch weitere Bausteine bis zu einem Schulungsprogramm, das langfristig verhaltenswirksam ist.

Weitere Modifikationen bestehen in altersgruppenspezifischer Aufbereitung des Arbeitsmaterials z. B. für Vorschulkinder sowie in einer Elternschulung.

Standards der Schulung sind von der Arbeitsgemeinschaft Asthmaschulung im Kindesalter publiziert. Die Arbeitsgemeinschaft bildet in neun Schulungszentren (Berchtesgaden-

Salzburg, Berlin, Davos, Gaißach, Wangen, Köln, Sylt, Rostock und Osnabrück) Asthmatrainer aus und verleiht Zertifikate. Die meisten Krankenkassen in Deutschland erstatten die Schulungskosten, wenn ein publiziertes und von der Arbeitsgemeinschaft anerkanntes Schulungsprogramm verwendet und von zertifizierten Asthmatrainern durchgeführt wird. In Österreich gibt es ebenfalls Möglichkeiten der Finanzierung über die Krankenkassen (in Salzburg).

EVALUATION PÄDIATRISCHER ASTHMA-SCHULUNGSPROGRAMME

1997 wurden zwei große Evaluationsstudien beendet, die die Wirksamkeit verhaltenmedizinischer Asthmaschulungsprogramme untersuchten.

In der "Luft ist Leben"-Studie der Arbeitsgemeinschaft Asthmaschulung im Kindesalter nahmen insgesamt 478 Patienten aus zwölf Zentren teil. Die Autoren halten in der Zusammenfassung fest, dass die verwendeten Schulungsprogramme Erfolg versprechend und sinnvoll sind. Der Erfolg ist unabhängig vom Alter, Geschlecht und Zeitraum zwischen Diagnosestellung und Schulungsbeginn. Der Erfolg bestand im Wesentlichen in einer verminderten Asthmasymptomatik und einer stabilen Verbesserung der Körperselbstwahrnehmung, Verminderung krankheitsspezifischer Angst und vergrößerter Zuversicht der Kinder, das Asthma kontrollieren zu können. Schulfehltage und Krankenhaustage gingen zurück (Lob & Petermann 1997).

In der Modellaktion "Gesundheitliche Aufklärung und ambulante Schulung zur Sekundärprävention asthmakranker Kinder und Jugendlicher" waren 252 Kinder aus Köln, Halle und Dortmund einbezogen. Auch in dieser Studie ließen sich ähnliche Effekte feststellen: Drastisch verbesserte sich das Wissen über die Erkrankung, aber auch die Krankheitsbewältigung. Die Kinder wiesen nach der Schulung (sie wurden ein Jahr nachverfolgt) weniger Asthmasymptome auf, trotz

Reduzierung der Medikamenteneinnahme. An weiteren ökonomisch bedeutsamen "harten" Ergebnissen ließ sich auch in dieser Studie der Rückgang von Schulfehltagen feststellen. Da es sich um leichte bis mittelschwere Asthmafälle handelte, war die Zahl der stationären Behandlungstage von vornherein so gering, dass sich dabei kein Schulungseffekt nachweisen ließ.

Eine weitere Erkenntnis brachte diese Studie zudem: Trotz hoher Asthmaprävalenz unter Schulkindern war es keineswegs leicht, Kinder, Eltern oder auch Hausärzte zu Verhaltensschulungen zu bewegen. Die Länge der Schulung und die häufigen Termine wurden dabei als hauptsächliche Hinderungsgründe angeführt. Bei den Kindern und ihren Eltern, die die Schulung durchgeführt hatten, erreichte die Zufriedenheit mit dem Schulungsinhalt und mit den Schulungsergebnissen hohe Werte (Petermann et al. 1999).

Literatur

Creer TL & Burns KL (1979): Self-Management trainings for children with chronic bronchial asthma. Psychotherapy and Psychosomatics, 32, 270–278.

Klingelhofer EL & Gershwin ME (1988): Asthma self-management programs: Premises, not promises. Journal of asthma 25, 89–101.

Kotses H, Harver A (1998) Self-management of asthma. Marcel Dekker – Verlag New York.

Lazarus RS & Folkman S. (1984): Stress, ap-praisal and coping. Springer-Verlag New York.

Lecheler J, Biberger A, Klocke M, Petermann F, Pfannebecker B (1999): AVT – Asthmaverhaltenstraining, Trainerleitfaden. INA, Berchtesgaden.

Lecheler J. & Gauer S. (1991): Schuldefizite asthmakranker Kinder und Jugendlicher. Monatsschrift Kinderheilkunde 139, 69–72.

Lob-Corzilius, T. und Petermann, F. (Hrsg.) (1997). Asthmaschulung – Wirksamkeit bei Kindern und Jugendlichen. Weinheim: Psychologie Verlags Union.

Szczepanski, R., Gebert, N., et al. (1996). Ergebnis einer strukturierten Asthmaschulung im Kindes- und Jugendalter. Pneumologie, 50, 544 – 548.

Noeker M. (1991): Subjektive Beschwerden und Belastungen bei Asthma bronchiale im Kindes- und Jugendalter. Lang-Verlag, Frankfurt am Main.

Petermann F. (Hrsg.) (1997). Patientenschulung und Patientenberatung. Göttingen: Hogrefe, 2. vollständig überarb. Auflage.

Petermann F., P. Keins und K. Freidel (1999): Gesundheitliche Aufklärung und ambulante Schulung zur Sekundärprävention asthmakranker Kinder und Jugendlicher Forschungsbericht vom 08.12.1999 des Bundesministeriums für Gesundheit, Bonn.

Runge C, Lecheler J, Horn M, et al. (2006): Outcomes of a web-based patient education program for asthmatic children and adolescents. Chest, 129(3) 581–93.

Sczepanski R, Könning J. (1993): Luftiku®s. Thieme-Verlag Stuttgart.

Strunk RC, Mrazek DA, Fuhrmann GS & LaBrecque JF (1985): Physiologic and psychological characteristics associated with deaths due to asthma in childhood. Journal of the American medical Association, 254, 1193–1198.

14

15 Asthma und Leistungssport

Bei den Olympischen Sommerspielen in Los Angeles 1984 nahmen 597 amerikanische Sportler aktiv teil. 67 von ihnen wiesen ein Anstrengungsasthma auf. Darunter zählten Ausdauersportler wie Läufer oder Radrennfahrer wie auch Sportler aus vielen anderen Sportarten: In insgesamt 29 verschiedenen Sportarten wurden Anstrengungsasthmatiker gefunden. Gleichwohl gewannen die Asthmatiker unter den Sportlern insgesamt 41 Medaillen – von insgesamt 174, die die amerikanische Olympiamannschaft holte.

Nicht viel anders war es vier Jahre später, bei der sommerolympischen Spielen von Seoul: Von 611 teilnehmenden US-Sportlern gab es 53 Asthmatiker, die 16 von 94 Medaillen gewannen (Hogshed & Couzens 1989).

Merkwürdig an diesen Berichten ist, dass nur insgesamt 26% der Anstrengungsasthmatiker korrekt vordiagnostiziert waren. Viele haben, wie auch in unserer Einleitung von Nancy Hogshead ausgeführt, zahlreiche Asthmasymptome während ihrer Trainingsperioden im Nachhinein geschildert – man muss vermuten, dass der Ehrgeiz der Athleten und ihrer Trainer nicht gerade zur Aufklärung des Sachverhaltes beigetragen haben.

Die amerikanischen Arbeiten zu diesem Thema zeichnen sich durch große Offenheit aus, namhafte und erfolgreiche Sportler mit Asthma werden aufgelistet. Offenbar ist es in den USA gelungen, die Stigmatisierung durch Asthma abzubauen, so dass es nicht ehrenrührig ist, eine solche Krankheit zu haben. Das beste Beispiel dafür ist wiederum die Goldmedaillengewinnerin Nancy Hogshed, die jungen Asthmapatienten mit ihrem sportlichen Beispiel Mut macht, nicht zuletzt auch, weil sie als "Asthma-Sprecherin" zu ihrer Krankheit steht und gleichzeitig demonstriert, wie hervorragend Asthma – unter anderem mit richtigem Verhalten bei Sport und Bewegung – "in den Griff" zu bekommen ist.

Offenbar sind wir in Deutschland noch nicht so weit: Weder gibt es Untersuchungen, die Anstrengungsasthma bei den uns bekannten Sportlern feststellten, noch – von einzelnen Ausnahmen abgesehen – Leistungssportler, die sich dazu bekennen. Dass es Asthmatiker unter unseren Spitzensportlern gibt, muss aber schon deswegen angenommen werden, weil die Häufigkeitszahlen in unserem Land sich grundsätzlich nicht von denen anderer Industrienationen unterscheidet.

SIND ANTIASTHMATISCH WIRKENDE MEDIKAMENTE DOPINGMITTEL?

Das IOC beschreibt Doping wie folgt: "Die Anwendung oder den Gebrauch irgendeiner Fremdsubstanz oder einer physiologischen Substanz, die dem Körper in abnormen Quantitäten und auf abnormen Weg zugeführt wurde, während eines Wettkampfes mit der einzigen Absicht, auf künstliche und unfaire Art seine Leistungsfähigkeit zu erhöhen. Wenn eine medizinisch begründete Behandlung notwendig ist, mit einem Medikament, das durch seine Natur, Dosis oder Anwendungsart die sportliche Leistungsfähigkeit auf künstliche und unfaire Art steigern kann, wird dies durch das IOC ebenfalls als Doping angesehen."

Die Asthmatherapie kann Steroide und Beta-Sympathikomimetika enthalten, Substanzen, die prinzipiell leistungssteigernde Effekte haben und deshalb auf der Doping-Liste der verbotenen Substanzen stehen. Das besondere der Asthmatherapie ist jedoch die inhalative Applikation und somit die Gewährleistung einer äußerst geringen Dosis. Muskelaufbauende Wirkungen der Beta-Sympathikomimetika bei oraler Einnahme (z.B. Clenbuterol) sind bei inhalativer Einnahme deswegen nicht zu erwarten. Gleiches gilt für Kortikosteroide.

Doch haben inhalative Beta-Sympathikomimetika nicht doch eine leistungssteigernde Wirkung ggf. durch Verbesserung der Lungenfunktion auch bei Gesunden? Bereits 1998 erschien dazu eine Arbeit, die 15 gesunde Leistungssportler (Nichtraucher) untersuchte. Diese Radsportler und Triathleten wurden daraufhin untersucht, ob sie mit Sultanol eine Verbesserung ihrer Leistungen erzielten. Das Ergebnis: Es kam zu einem signifikanten Anstieg der Lungenfunktion für die Parameter FEV1, FEV25 bis FEV75 und MVV – während sich die metabolischen Parameter wie Sauerstoffaufnahme, Ventilation, Herzfrequenz und Atemfrequenz insgesamt nicht änderten. Bei dem so genannten exhaustive final sprint liefen die Sportler mit Sultanol signifikant länger. Der Autor schloss daraus, dass Beta-Sympathikomimetika grundsätzlich von Wettkämpfen verbannt werden sollten, da sie Dopingeffekte nicht auszuschließen seien. In den folgenden Jahren kam es zu zahlreichen wissenschaftlichen Arbeiten, die dieses Phänomen nachuntersuchten. Larson (1997)

Studienjahr	Team	Asthmaprävalenz (%)	Autoren
1976	Austral. Olympiateam (n= 185)	9,7	Fitch et al. J Allergy Clin Imm
1980	Austral. Olympiateam (n= 106)	8,5	Fitch et al. J Allergy Clin Imm
1984	US Olympiateam (n= 597)	4,3	Voy RO Med Sci Sports
1986	Schweizer Sportler (n=2060)	3,7	Helbling A. Z. Sportmed.
1986 *	Footballteam Univ. Iowa (n=156)	11,5 *	Weiler J et al Chest
1992	Spanisches Olympia-Team (n=495)	4,4	Drobnic F. Arch de Bronchop
1994	Läufer finn. National-Mannschaft (n=103)	15,5	Tikkanen et al Brit Med J
1994 *	Läufer finn. National-Mannschaft (n=103)	15,5 *	Tikkanen et al Brit Med J
1995	US-Schwimmer (n=738)	13,4	Potts J. Sports Med
1996	US Olympiateam	15,3	Weiler J et al. J Allergy Clin Imm
1996 *	Leichtathleten, Schwimmer (n=162)	22,8 *	Helenius J J Allergy Clin Imm

Abb. 48: Asthmaprävalenz bei Topathleten
Untersuchungsmethode: Fragebögen, Selbstangaben und Exercise-Tests (*).

15

untersuchte die Wirkung von Terbutalin (kurz-wirksames Beta-Sympathikomimetikum) bei gesunden Sportlern ebenfalls mit dem Effekt einer leichten Bronchodilation nach Terbutalin, insgesamt jedoch ohne Leistungssteigerung. Carlson untersuchte 1997 Salbutamol und Salmeterol bei 18 gesunden Leistungssportlern und fand keine medikamentenspezifische Bronchodilation, jedoch eine Steigerung der anaeroben Kapazität unter Medikation. Morton (1996) untersuchte das langwirksame Beta-Sympathikomimetikum Salmeterol und fand bei 16 gesunden Radfahrern und Triathleten keine Effekte nach dieser Medikation. Sandsund (2000) untersuchte sowohl Salbutamol als auch Montelukast bei 14 Ausdauerathleten und fand ebenfalls keinen leistungssteigernden Effekt. Derselbe Autor untersuchte später nochmals Salbutamol bei 8 gesunden Skilangläufern und fand eine leichte Bronchodilation, aber keinen leistungssteigernden Effekt. Salbutamol wurde aber auch von McKenzie (1983) sowie Meowisse (1992) untersucht. In beiden Fällen kam es zu keinen leistungssteigernden Effekt, so dass von letzterem Autor der Vorschlag erhoben wurde, inhalative Beta-Sympathikomimetika ganz aus der Dopingliste zu streichen.

Vor kurzem hat van Barth nochmals inhalatives Salbutamol bei gesunden Ausdauersportlern untersucht. Dabei wurden 16 volltrainierte Radsportler und Triathleten untersucht und an einer doubleblind randomized Crossover design placebo controlled study per Ergometerbelastung unterzogen, einmal mit und einmal ohne 0,8 mg Salbutamol (entspricht etwa 8 Hübe Sultanol). 11 von 16 Sportlern hatten mit Sultanol bessere Testleistungen, im Schnitt etwa 2%. Sportler mit Sultanol hatten offenbar einen "finishing kick", der ohne Sultanol fehlt. Die Lungenfunktionen (Peak-Flow und Tiffenau-Ratio) waren nach Sultanol signifikant höher sowohl vor als auch nach der körperlichen Belastung, metabolische Faktoren änderten sich jedoch nicht.

Zusammengefasst bleiben die Ergebnisse widersprüchlich. Die Mehrzahl der Arbeiten zeigt eine geringgradige Erhöhung der Lungenfunktion, die im Übrigen auch bei gesunden Nichtsportlern nach Sultanol immer beschrieben wird. Ob damit eine Leistungssteigerung in manchen Belastungsarten verbunden ist, ist eher unwahrscheinlich, lässt sich jedoch letztlich nicht ausschließen. Anzumerken bleibt außerdem, dass die Arbeiten sämtlich methodische Mängel aufweisen und nur geringe Fallzahlen beinhalten.

Eines der ersten bekannten Beispiele des Dopingverdachtes bei Asthma war der sechzehnjährige High-School-Schüler Rick DeMont. Er gewann 1972 in München die Goldmedaille im 400-Meter-Schwimmen. In seinem Urin fand man Spuren von Ephedrin. Er wurde disqualifiziert. In seiner besten Disziplin, den 1.500-Metern, wurde er nicht mehr zugelassen und schließlich auch aus dem Olympischen Dorf geworfen.

Rick DeMont nahm wegen schweren Asthmas das ephedrinhaltige Mittel "Marax" (heute veraltet). Er hatte die Doktores des amerikanischen Olympischen Kommitees (USOC) sorgfältig informiert, diese hatten die Information nicht an das IOC medical board of clearance weitergegeben. So wurde aus einer phantastischen Erfolgsstory – fast noch eindrucksvoller als die von Nancy Hogshead, da bei Rick seit seinem 2. Lebensjahr Asthma bekannt war, und er "trotzdem" höchst effektvoll und erfolgreich trainiert hat – über Nacht ein tragischer Fall. Glücklicherweise hat er sich nicht entmutigen lassen und im Jahr nach der olympischen Spiele nochmals einen phantastischen 400-Meter Weltrekord aufgestellt. Auf die Darstellung der aktuell verbotenen Substanzen wird hier verzichtet, da sich die Verbotslisten ständig ändern. Sie sind als pdf-Datei bei der Nationalen Anti-Doping-Agentur kostenlos abrufbar (www.nada.de). Auch die sich ständig ändernden Ausnahmeregelungen, z.B. den Gebrauch von Beta-Sympathikomimetika bei Asthma sind unter dieser Adresse aktuell publiziert.

Literatur

Baak v. et al. (2004) : Inhaled salbutamol and endurance cycling performance in nonasthmatic athletes. Int J Sports Med 25, 533–538.

Carlsen KH, Ingjer F, Kirkegaard H, et al. (1997): The effect of inhaled salbutamol and salmeterol on lung function and endurance performance in healthy well-trained athletes. Scand J Med Sci Sports (Denmark), 7(3), 160–5.

Hogshed N & Couzens G. (1989): Asthma and Exercise. Henry Holt, New York.

Larsson K, Gavhed D, Larsson L, et al. (1997): Influence of a beta2-agonist on physical performance at low temperature in elite athletes. Med Sci Sports Exerc 29(12), 1631–6.

McKenzie DC, Rhodes EC, Stirling DR, et al.(1983): Salbutamol and treadmill performance in non-atopic athletes. Med Sci Sports Exerc, 15(6), 520–2.

Meeuwisse WH, McKenzie DC, Hopkins SR, et al. (1992): The effect of salbutamol on performance in elite nonasthmatic athletes. Med Sci Sports Exerc, 24(10), 1161–6.

Morton AR, Joyce K, Papalia SM, et al. (1996): Is salmeterol ergogenic? Clin J Sport Med , 6(4), 220–5.

Sue-Chu M, Sandsund M, Helgerud J, et al. (1999): Salmeterol and physical performance at –15 degrees C in highly trained nonasthmatic cross-country skiers. Scand J Med Sci Sports, 9(1), 48–52.

Sandsund M, Sue-Chu M, Helgerud J, et al. (1998): Effect of cold exposure (–15 degrees C) and salbutamol treatment on physical performance in elite nonasthmatic cross-country skiers. Eur J Appl Physiol Occup Physiol, 77(4), 297–304.

Schweizer C. et al. (2003) Doping test reveals high concentration of salbutamol in a swiss track and field athleth. Clin J Sport Med 14, Nr. 5, 312–315.

www.NADA.de: Aktuelle Liste der verbotenen Substanzen (als PDF-Datei abrufbar)

15

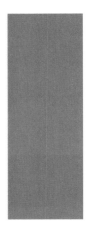

Stichwortverzeichnis

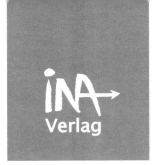

ebenfalls erschienen
im INA-Verlag:

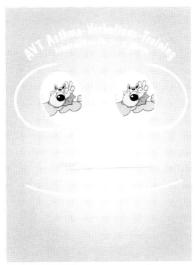

Arbeitsblätter zum AVT Asthma-Verhaltens-
Training für 5- bis 8-jährige
ISBN 3-9805672-9-X
31 Seiten, 21 x 29 cm

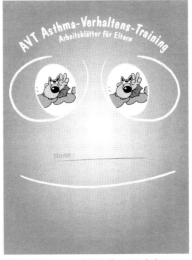

Arbeitsblätter zum AVT Asthma-Verhaltens-
Training für Eltern
ISBN 3-9805672-5-7
36 Seiten, 21 x 29 cm

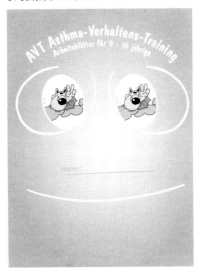

Arbeitsblätter zum AVT Asthma-Verhaltens-
Training für 9- bis 16-jährige
ISBN 3-939389-20-X (978-3-939389-20-0)
43 Seiten, 21 x 29 cm

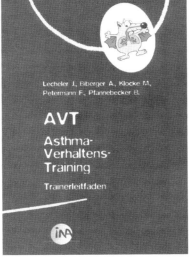

Trainerleitfaden zum AVT Asthma-
Verhaltens-Training
ISBN 3-9805672-2-2
132 Seiten, 22,5 x 29,5 cm